病気のない世界　医療は人類を救えるか

病気のない世界

＊医療は人類を救えるか＊

W・B・シュワルツ

渡会圭子訳

学樹書院

Life without Disease

The Pursuit of Medical Utopia

Byoki-no-nai-sekai, Iryo-wa-Jinrui-wo-sukueruka

by William B. Schwartz, M.D.

Translated by Watarai, Keiko

目次

序文
プロローグ　医療ユートピアの夢

第一部　ユートピアへの中間点　一九五〇年から二〇〇〇年
一　高額医療の誕生と成長　7
二　コスト抑制努力の頓挫　33
三　医療システムの改革　53

第二部　二十一世紀の医療　その光と影
四　来るべき時代の医学の進歩　二〇〇〇年から二〇二〇年　71
五　医療の制限　イギリスの先例　89
六　アメリカにおける、マネージドケアと医療の制限　99
七　より公正な制限のための戦略　115

八　コスト抑制と裁判　127

第三部　分子医学のブーム到来　二〇二〇年以降

九　分子医学　治療法への応用　141
十　ユートピアへ　二〇五〇年が迫る　167

エピローグ　177
訳者あとがき　181
文献と原注　I

大切な妻トリーサに。そして息子ケネスの思い出に

序文

絶え間なく変化し続ける一九九〇年代の医療には、何百万人ものアメリカ人が注目し、疑惑や失望の念を抱きながら、心の底から不安感を募らせている。画期的な治療法の開発、医療財政の破綻、病院や施設の合理化の脅威など、医療に関する重大なニュースを聞かない日はほとんどない。一般大衆は果てしない医学の成功事例を聞かされながら、その一方で、出産を終えたばかりの母親たちが、保険会社によって非情にも病院から追い出されている現実を目のあたりにしている。政府与党は、急増する医療費を抑制するための切り札として、マネージドケアを推奨したかと思うと、翌日には、経費節減のためにマネージドケア・プランに組み込まれた基準を廃止しようと音頭をとっている。過当競争に陥った大病院は、電話会社並みの騒々しい広告戦争を繰り広げているし、巨大な医療関連企業同士の買い占めや合併も毎週のように繰り返されている。こうした展開には、医学、倫理、経済、政治、法律の問題が複雑に絡み合っており、この国が果たして医学のユートピアへ向かっているのか、それとも医学の崩壊に向かっているのか、という疑問を多くのアメリカ人が抱いたとしてもまったく不思議はない。

本書は、この複雑怪奇な問題をどう解決していけばよいのかという枠組みを探ろうとする試みである。アメリカの医療体系にみられる現在の危機的状況を理解するためには、いかにしてわれわれが今日の事態にまで至ったのか、また今後数十年の間に、われわれはどこに向かっていけばよいのか、という二つの問題について考えていかなければならない。このような理由から、本書では、医学研究が活性化し始めた一九五〇年代から、二〇五〇年に至るまでのことが年代順に論じられている。その内容は必然的に、経済学、医療政策学、倫理学、医学研究、臨床医学を含めての学際的なものにならざるを得なかった。こういった互いに関連し合うすべての要素について考えていかない限り、氾濫するニュース報道、論説、政府広報、企業広告をきちんと整理して理解することはできないからである。

本書の執筆にあたっては、大学附属病院の医長に就任する前に、医療経済と医療政策という分野を迂回してきた私自身の経験が役立っている。私が臨床医としての活動を開始した数十年前から顕著になりはじめた医学の進歩は、臨床医としての私を手放しで夢中にさせてきたし、今後数十年の間に、さらにドラマチックな進歩があることは確かだと思う。しかし、〈ニューヨーク・タイムズ〉〈ワシントンポスト〉〈ウォールストリートジャーナル〉の一連の特集や、〈ジャーナル・オブ・アメリカン・メディカル・アソシエーション〉〈ニューイングランド・ジャーナル・オブ・メディスン〉の記事の中で、私は、医学の進歩により急増した医療費を抑制するためには、一部あるいはすべての患者に対して特定の高額医療を制限する選択が不可欠であるという、あまり歓迎されない意見の立場に立った。最近のアメリカ合衆国におけるマネージドケア組織主導型の医療システムへの移行は、医療費を抑制しようとする試みと、医療は無制限に受けられるという考え方の衝突を、より鮮明に映し出したにすぎなかった。

本書を執筆するために、この五年間、多くの友人や同僚に連絡を取り、助言や助力を仰いだ。特に次の三人は、はかりしれぬほどの貢献をしてくれた。まず南カリフォルニア大学ノリス・メディカル・ライブラリーの副館長であるデイヴィッド・モース。プロジェクトを通じて、編集者、批評家、相談役としての彼の助けがなければ、これほど明快な本とはなり得なかった。そしてヴァージニア州フェアファクスのレヴィン・グループ副代表のダニエル・メンデルソン。医療政策に関する専門知識を快く提供し、レヴィン・グループによる貴重な実地調査の資料の利用を可能にしてくれた。最後に、妻のトリーサ・ミラーは、何度かすべての原稿に目を通し、内容をよりわかりやすく、人間的に、そして一般読者の興味に応えられるようにする手助けをしてくれた。また、著作に苦しむ私の、三年にも及んだ落ち着かず余裕のない日々を、類いまれな忍耐力と寛容さをもって、耐え抜いてくれた。それについては一生、頭が上がらない。

南カリフォルニア大学の多くの同僚たちにも、貴重な助言をいただいた。マイケル・ボルジャー、デイヴィッド・ファクソン、ドナルド・ファインスタイン、エヴァ・ヘンリクソン、ローレンス・キーズ、マイケル・クライン、アルーナ・パティル、アーノルド・プラッカー、クマ・ラジャマニ、アンドルー・ストルツ。またタフツ大学医学部時代の同僚たちにも、助けを求めた。マーシャル・カプラン、バリー・ファンバーグ、ハーバート・ルヴァイン、ニコラオス・マディアス、そしてスティーヴン・パウカー。

その他に協力いただいた人々、およびグループ――マサチューセッツ・ゼネラル・ホスピタル／ブリガム・アンド・ウーマンズ・ホスピタルのクルト・イセルバッカー、トシヒロ・シオド、シェリダン・カッシーア、マサチューセッツ工科大学のドナルド・ショーン、カリフォルニア工科大学のバリー・バリシュ、ワシントン大学医学部のベルディング・スクリブナー、ルヴェン大学のチャールズ・ヴァン・イープスル、ヴァージニア大学のダニエル・オーティーツ、マサチューセッツ・ホスピタル・アソシエーションのアンドルー・ドライファス、そしてダニエル・メンデルソンのアシスタントである、ケリー・ミトラ、ジェニファー・シャピロ。

原稿すべてを細かく読み、鋭い批評をしてくれた人々もいる。エドワード・クランダル、デイヴィッド・ゴールドスタイン、南カリフォルニア大学のスティーヴン・ライアン、ロサンゼルスを本拠とする弁護士ジョゼフ・ミラー。何年にもわたり、貴重かつ刺激的な同僚だった、ブルッキングズ・インスティチューションのヘンリー・アーロンは、医療経済の章を特に丹念にチェックしてくれた。

タフツ大学のプロヴォスト・ソル・ギテルマンにはたいへんお世話になった。彼の衰えぬ情熱と励ましが、同大学での私の研究を支えてくれた。また南カリフォルニア大学の前医学科長であり、私をUSCの教員として迎えてくれたリチャード・タネンに深い感謝を捧げる。

南カリフォルニア大学医学部、大平洋医療政策・倫理センター、復員軍人省の業績優秀者プログラムの財政的支援により、集中的な研究と、この本の著作が可能となった。デイヴィッド・アンド・シルヴィア・ワイツ基金にも、研究の準備段階での経済的支援をいただいた。手をさしのべてくれたすべての人と組織に、心からお礼を申し上げる。

南カリフォルニア大学医学部
ウィリアム・B・シュワルツ

プロローグ　医療ユートピアの夢

病気に打ち克つ――人類の歴史とともに始まったこの試みには、科学の進歩ばかりではなく、科学に何ができるかという、将来への展望の変化が、常に反映されてきた。現在、その展望が大きく変容しつつある。病気の遺伝的メカニズムが次々と解明され、一時は不可能と考えられた、病気のない世界という夢が、再び口にされるようになった。それが実現するかどうかは、今後の医療の進歩次第であり、正確に予測することはできない。しかし、少なくとも、それほど遠くない未来に、数多くの病気が撲滅され、人間の寿命が大幅に伸びるという予想は、もう夢物語ではなくなっている。いずれは老化のプロセス自体に、医学が介入することが確実視されており、その科学的証拠も十分に示されている現在、医療の未来についてあらためて考えることが、ますます重要な意味を持つようになるはずだ。しかし科学の進歩にはつきものの、社会的、経済的な反動を考えると、目の前に迫っている医療ユートピアの利点と問題点を、具体的に指摘するには慎重にならざるを得ない。

病気の苦痛や老化から解放されるという夢は、おそらく人類に想像力が備わった瞬間から存在したに違いない。十七世紀から十八世紀の啓蒙思想家たちは、その夢に科学的な根拠があることを初めて示唆した。たとえばルネ・デカルトは「疾病の原因と治療法について十分な知識を得られれば、肉体と精神を果てしなく蝕む病や、老衰から逃れることができるかもしれない」[一]と書いている。彼のほぼ一世紀あとに生きたベンジャミン・フランクリンは、人々が科学の発展に酔いしれていた時代の中で、「老化も含めて、すべての病気の予防法、治療法が確立され、ノア以前の人物以上に寿命が伸びる」日が来るだろうと予想している。[二]

しかしその後、人間の体の複雑さ、とらえがたさが認識されるにつれ、夢はしぼんでしまった。疾病治療の分野で信頼性のある確実な進歩が期待できるようになったのは、第二次世界大戦後、アメリカの国立衛生研究所（ＮＩＨ）が急激に発展し、医学研究にはずみがついてからだ。一連の大きな医学的進歩によって、医学における国家支援の効果がすぐに認められた。近代の医学的発見は――そしてこの本が扱うテーマも――この時期に始まる。ＤＮＡ構造が、これと同じ時期に解明されたのも偶然ではない。その発見によって、かつての夢を、分子遺伝学が実現するのではないかという議論が再びわき上がったのだ。

この本で論じるのは、近代医療産業が誕生した一九五〇年代から二〇五〇年までの、およそ百年間である。私たちは現在、ちょうどその中間にいるわけだ。二〇五〇年といえば、今の時点で成人している人々の多くが、まだ生存していると思われるが、現状では治療が困難、あるいは不可能な病気の、予防法や治療法が出現しているかもしれない。これまでの五十年は、病気の診断法と、病気による損傷の修復技術が、驚異的に進歩した時代と言えるだろう。たとえば股関節の交換や血管形成が可能になり、ＭＲＩ（磁気共鳴断層撮影装置）やＣＴスキャンといった、まったく新しい診断装置が開発された。しかしこれらの技術をもって、ユートピアの実現の根拠を示すことはできない。これらは、病気の症状は解明できても、原因を明らかにするものではないからだ。

今後五十年の間に、分子生物学と遺伝学の技術が統合され、亜細胞の段階で病気の進行を阻止することが可能になると考えられている。この分子医学という新たな分野によって、より効果的な治療法の時代へと突入するだろう。一九九六年のノーベル賞受賞者であるアルフレッド・ギルマン博士は、こう語っている。「これから五十年のうちに、人間の体内にある分子がすべて解明されるだろう。そうなれば、ターゲットとする分子だけに効果を発揮し、他の分子には何の作用も及ぼさない薬を開発するのも可能だ[三]」。この新たな研究は、症状の緩和ではなく、病気の遺伝的原因の解明、遺伝病保因者に対する予防法の開発、遺伝病の発現の防止を目的としている。

分子レベルの治療法が大きな効果をあげれば、今から百年後に生まれる子どもたちは、百三十歳以上まで生きられる上に、老人に多い慢性疾患にかからなくてすむかもしれない。これもまだ夢物語には違いないが、現在では、それがいずれ実現するかもしれないという科学的根拠が存在する。

ここで大きな問題となるのは、その夢を実現するのに、どれほどの経済的、政治的、倫理的な代価が必要かということだ。現在のアメリカにおける医療システムの混乱は、病気の理解と克服が進んできたことに、少なからぬ原因があると考えられており、すでに十分な証拠も示されている。それをこれから説明していこう。

＊第一部　ユートピアへの中間点　一九五〇年から二〇〇〇年

一　高額医療の誕生と成長

　第二次世界大戦でアメリカが勝利を収めたとき、科学者や政治家は、非常に重大な意味を持つ、ある一つの結論に達した。マンハッタン・プロジェクトなどの研究成果が、大きな成功につながったのを目の当たりにして、政府が積極的に支援を行えば、医学研究についても、同じようにドラマチックな成果がもたらされるだろうと考えたのだ。潤沢な資金と組織力を備えた政府の援助があれば、どれほど大きな研究が可能になるかを理解していたのは、ユートピアを夢みる人々ではなく、どこまでも実務的な研究者たちだった。けれども自分たちが手をつけようとしていたアメリカの医療技術革命が、どれほどの規模の成功を収め、どれほどの規模のコストを必要とするか、彼らはどの程度、予測していただろうか。しかし医学の進歩にコストはつきものであり、成長しつつあった経済力を背景に、その一部を病気の克服に利用するのはアメリカ人の利益に叶うと、多くの人々が考えたことは想像に難くない。

　メアリー・ラスカーも、そう考えた一人だった。裕福かつ成功したビジネス・ウーマンだった彼女は、やはり裕福かつ決断力に富む夫のアルバートとともに、医学研究に国家的問題として取り組んでいる、公的、私的団体のリーダーを連帯させることに尽力した。その間に、社会的に力を持つ、数多くの友人たちの協力を取り付けることにも成功した。たとえば、学会に影響力を持つ医師シドニー・ファーバーやマイケル・ドバキ、アラバマ州上院議員のリスター・ヒル、フロリダ州議員のクロード・ペッパーといった、有力な政治家などだ。彼らの最初の功績は、それほど力のない支援組織だった米国癌協会を、医学研究のための主要な資金源に変革したことだろう。しかし、まもなく、癌、心臓病、精神疾患などの難病に立ち向かうための莫大な資金は、全国的な組織によってしか集められないという結論に達した。そこで、鉄壁の意志、社会的な交際範囲の広さ、そして潤沢な資金を武器に、政治の舞台にこの問題を投げかけ、集中的かつ効果的な、新しいタイプのロビー活動を展開した。選挙キャンペーンへ多額の寄付を行い、大統領を支援し、マスコミを味方につけ、趣旨に賛同する実力者のネットワークを築いた。その活動については、エリザベス・ドルーが〈アトランティック・マンスリー〉に「医療連合――ワシントンの高貴なる試み」というタイトルで、印象的な記事を書いている。(二)その努力が実り、国立衛生研究所（NIH）は、次第に大きな力を持つようになった。一九四八年には、予算二千六百万ドルの小さな機関にすぎなかった同研究所が、一九九七年には、推定百二十四億ドルの予算を獲得する巨大組織に成長している。(三)

現在、国立の医科大学や研究所から、医学的な発見が続々となされるのは、ごく当たり前のことと考えられているが、そのような現象は、国家による財政支援のシステムのおかげであり、そのシステムが始まってから、実はまだ五十年もたっていないのだ。当時は、医学研究への新たな資金投入によって、医療体制が変革を迫られ、医療費全体の増大が避けられない事態になろうとは、誰も予想していなかっただろう。

一九五〇年代の医療費が極端に少なかったのは、ほとんどの病気に対して、有効な治療法がなかったからだ。医療費の支出は、国内総生産（GDP）の四・四パーセントを占めるにとどまり、受けられる医学的処置も、その額に見合ったものでしかなかった。有効な診断学的検査も、効果的な治療法も、存在しないに等しかったのである。[三] 基本的な健康診断、単純な血液検査、胸や腹部や骨のX線写真などで、治療可能な病気が見つかる場合も多少あったが、今なら薬で抑えられる病気を前にして、当時の医師は手をこまねいているしかなかった。重い鬱血性心不全の患者は、肺に浮腫が癒着するのを防ぐために、特別に設計された、クッション入りの専用椅子で一日を過ごしていた。狭心症の患者は、事実上、障害者と変わりなく、何メートルも歩かないうちに、胸の痛みに襲われて歩けなくなった。悪性高血圧の患者は、重度の頭痛、視力の喪失に苦しみ、最後には腎臓の機能不全や脳卒中を起こした。腹部の疾病を診断する方法がない状況において、検査手術は、医療の選択肢として認められるレベルでさえなかった。

病院の設備にも、テクノロジーの恩恵は及んでいなかった。肺疾患治療用の酸素テントはあっても、二酸化炭素交換の効率を上げるベンチレーターはないというのが、大方の事情だった。集中治療室などまったくの問題外である。専属の看護師を雇い、自宅で病院並みの介護を受けるだけの経済力を持つ患者もいたが、看護師のほとんどは、必要な器具や装置を持っていなかったし、専門的な訓練も受けていなかった。

ところが、国家的な生物医学の研究に、連邦政府が資金提供を始めると、医学の世界は急激に変化した。一九五〇年には、議会の力によって、ベセズダ（メリーランド州）にＮＩＨの最新施設が建てられた。ＮＩＨばかりではなく、全国の医科大学に対する年間予算も急増した。その結果、一九五〇年から一九七〇年の間に、大きな医学的発見がいくつもなされ、医学は驚くほどのスピードで進歩を遂げた。それまで治りにくいとされていた病気、たとえば高血圧症、肺疾患、炎症性腸疾患、小児白血病、さまざまな感染症などの治療法も開発された。同時に、集中治療室、腎臓移植、網膜手術、心臓弁の交換などの、ハイテク療法が導入されたことで、医療関連のコストも様変わりしたのである。

透析――医学テクノロジーブームの到来

戦後、最もドラマチックな進歩は、慢性腎不全の治療に人工腎臓が使えるようになったことだろう。これは効果も高いが、かかる費用も高額で、医療分野の支出を押し上げる原因となった最初の技術と言える。つまり、現在の医療コスト急騰の危機を生みだした、高額医療ブームの先駆けであった。人工透析が導入されたばかりのころ一体何が起こったか、四十五年もたった今、ほとんど忘れられている。しかし医学技術とコストが対立したとき、患者への処置を決定する際に起こる問題に、今でも有効な教訓を含んでいるはずだ。

慢性進行性腎不全は、悲惨かつ、致命的な疾病である。腎臓が排出できなかった有毒な老廃物が血液に蓄積され、食欲不振、吐き気、嘔吐、全身の衰弱など、さまざまな症状を引き起こす。末期には、老廃物の蓄積により、かゆみ、衰弱、精神的錯乱、痙攣などがひどくなる。一九五〇年代、まだ透析が導入されていないころに腎臓の専門医だった私は、患者がそんなふうに弱っていくのを見て、もどかしさと、やり場のない悲しみを強く感じていた。患者の苦しみを前にして、私ばかりではなく、ほとんどの医師は、なすすべなく、ただ心から同情して、楽になってほしいと願うばかりだった。腎臓移植は、組織の拒否反応という問題があり、一卵性双生児同士の場合を除いて、まだ遠い夢の話だった。

一九四〇年代に開発された人工腎臓は、可逆性急性腎不全の短期的な治療には有効だったが、長期的な治療には使えなかった。透析の基本的な装置は、溶液がはいった大きなシリンダーである。そこに、体から除去した血液の老廃物を放出する。動脈につけたカテーテルが管につながれ、そこから血液が、装置の〝洗浄器〟へと送られる。浄化された血液は、別のカテーテルから静脈を通じて体へと戻される。一九四〇年代、五〇年代に、この装置が急性疾患にしか使えなかったのは、一週間ほどたっただけで、カテーテルを入れた血管に感染症が発生したり、カテーテル側に凝血などの問題が起こったりして、それ以上の治療ができなくなるからだった。長時間、同じ部位につけられるカテーテルを設計できれば、何か月にも何年にもわたって治療が継続できるようになると考えたのは、シアトルのベルディング・スクリブナー博士だけだった。私も含めて、懐疑派の予想は完全な誤りだった。一九六〇年代初め、スクリブナーが長時間使えるカテーテルを開発した。そして透析を繰り返すことによって、長期的に腎不全を患っている患者も、十分快適な生活をおくれることを実証した。この治療が知られるようになると、多くの患者がスクリブナーの病院に集まり、ベッドや装置の数がとても追いつかないほどになった。研究に対する補助金も少なく、医療保険も適用されない時代だったので、年間三万ドルの費用を払えなければ、当然治療は受けられない。にもかかわらず、多くの患者が殺到した。問題は、限られた数の設備しかなかったため、治療を切望する、死に直面した何百人もの中から、決まった数の患者を選び出さなければならなかったことだ。医学的見地からほぼ回復の見込みがない患者を除外する作業は医師による諮問委員会が行い、残った患者の中から誰を救うべきかを決定するという難しい判断は、一般市民による委員会に委ねられた。この「生死決定」委員会はごく秘密裏に行われ、審議は決して公表されなかった。治療を施されなかった患者に、委員会のメンバーを知らせることもなかった。あるテレビ番組で、緊張感漂う会議の一部が放映されたことがあるが、メンバーの顔は、ぼかしがかかって、見えないようになっていた。審議の内容について、次のような説明がある。

> 一般市民による委員会では、誰に治療を行うか、はっきりとした基準というものはない。しかし決定の際には、以下のようなことを斟酌した。ワシントン東部に住む主婦がシアトルまで行くための体力。六人の子を持つ人物と、二人の子を持つ人物、相対的に、どちらを救うのが重要と考えられるか。リハビリテーションと仕事への復帰の見込み。受けた教育に基づく、潜在的な「社会への貢献」能力。教会メンバーの意見に基づく、患者の「人格と倫理的道義心」。遺された配偶者の再婚の可能性（四）。

これはアメリカにおいて、ハイテク医療の施行に制限を設けた初めての事例だった。当然、アメリカ国民や、選ばれた市民委員たちは、患者の生死が、設備と資金の不足という要素にのみ左右される事態に、困惑を隠せなかった。透析の件数が、特に在京軍人局病院で少しずつ拡大してくると、一九六〇年代に連邦政府は透析費用の全額負担を決定した。この決定は、特に下院歳入委員会の委員長であり、有力な議員であったウィルバー・ミルズの力によるところが大きい。何人かの著名な腎臓医からの、たっての希望を受け入れ、委員会メンバーの前で透析を行うことを、ミルズが許可した。[五]（他の多くの腎臓医たちは、このデモンストレーションに危惧の念を抱いていた。途中で大失敗をして、透析プログラム全体の信用が地に落ちるのを心配していたのだ。）

一九七一年十一月四日、人工腎臓が議会の審理室に運び込まれ、緊張した議員たちの前で、患者の透析が始まった。恐れていたように、深刻な事態——心臓の危険な不整脈——が起こり、処置が完了する前に、透析を中断しなければならなくなった。しかし議員たちは問題が起こったとは気づかなかった。結局このデモンストレーションがきっかけとなって、長期透析治療への政府負担が決定したというのが、現在の一致した見解である。そもそも、ある人の苦痛を取り除いたら、それと同じ病気で苦しむ人を助けたいと考えるのが自然な感情であろう。特にそのための費用をまかなう手段があるなら、なおさらのことだ。議会が透析の費用負担を決定した際の重要な要素は、コストがそれほど高くはならないという専門家の予測だった。

上院からも賛同の声があがった。ワシントンの上院議員、ヘンリー・〝スクープ〟・ジャクソンは、親類の一人がシアトルで透析を受けていたこともあり、政府の負担を熱心に主張した。ジャクソン氏は、我が国のような豊かな場所にあって、誰を生かし誰を死なせるか、意識的に決定しなければならないのは、「たいへんな悲劇である」と述べた。フロリダ腎臓病財団の名誉会長であるロートン・チリ議員も、患者の差別に対し、同じような不快感を表した。「これほど裕福な国で……十分な設備と十分な資金がないという理由だけで死んでいく人々がいる。彼らを救うための治療手段がすでに存在し、移植法の改善、治療薬の発見など、他の研究も進められているというのに、我々は、誰を生かし誰を死なせるかの決定を強いられている。我が国で、そのようなことが許されてはいけない(六)」。

それから間もない一九七二年、貧富を問わずすべての患者が、透析とそれに関連するすべての治療を無料で受けられるとする条項が、社会保障法に付け加えられた。これは腎不全の患者に、はかりしれないほど大きな恩恵をもたらした。現在、アメリカでは、ほぼ二十五万人に及ぶ患者が、何らかの形態の透析によって生きながらえている。そのコストもまた莫大で、一九九四年における末期腎疾患プログラムの患者に対する治療費用は、約八十億ドルにものぼった(七)。アメリカは透析費用負担を境に、ハイテクが医学的恩恵をもたらすと同時に大きな金銭的負担を強いる新たな時代へと足を踏み入れたのだ。続く数十年で、NIHから潤沢な資金援助を受けた優秀な科学者たちが、有効ではあるが高額な費用のかかる新しい技術を生みだしていく。心臓、肝臓、肺の移植、新しい画像診断技術、A-C（大動脈・冠動脈）バイパス手術、心臓ペースメーカーなどが、その例である。ただし、これらの新しい技術の費用については、まだ患者と保険会社が負担しなければならなかった。

成熟期を迎えたアメリカの医学

医学の進歩を患者の利益とするために必要なのは、新しい検査や治療法ばかりではない。高度な特殊技術になるほど、より熟練した医師、より多くの病院、そして何よりも、より多くの資金が不可欠である。国の予算を医療費に配分する基本計画は存在しなかったが、異例とも思えるほどの、社会的、政治的圧力によって、一九六〇年代半ばまでに、すべてが収まるべきところに収まってしまった。まず一九四〇年代の連邦制定法で、病院のベッド数の増加が促された。その後に続く国の決定によって、メディカル・スクールの増加、医学部の拡大が進み、その結果、医師の数も増えていった。雇用主負担の健康保険の急激な普及と、メディケアとメディケイドの登場に助けられ、支払いも容易になった――以前は満足に治療を受けられなかった老人や障害者、そして貧困層にある人々の多くも、治療を受けられるようになったのだ。

一九七〇年代には、健康保険の大変革が功を奏して、アメリカ人の八十パーセントが保険に加入し、医療費の平均五十パーセントがカバーされた。(八) 適用される範囲が広がったことで、医療に対する国民の考え方も変わった。新たに保険に入った人々は、遠慮なくそのシステムで可能な、最高の処置を求めるようになった。医師の側にも、自分の収入を増やすため、あるいは医療過誤裁判を恐れて、過剰な治療行為を日常的に行う（いわゆる〝防衛的〟医療を行う）雰囲気が生まれた。

医療コストの重い負担から解放され、患者も医師も医療費の心配をしなくてすむようになった。また、以前はコストを抑えるブレーキの役割を果たしていた、一般的な市場原則の圧力も弱まり始めた。一九七〇年には、医療費が国民総生産の七・四パーセントまで上昇した。非常に重要な意味を持つ数字だが、当時の政策立案者や国民から、懸念の声があがることはなかった。(九) しかも、これは増加傾向の先触れに過ぎず、この二十年後、医療コストの上昇率は、最も大きな国家的な関心事となる。だが当時、まだ余裕のあったＮＩＨからの潤沢な研究資金と、収入の少ない患者にも最高の医療を保証する健康保険の恩恵を受け、医学は、奇跡的な治療の開発と、急激なコスト上昇の時代へと突入したのだ。

分子生物学革命

目につきやすい臨床医療の発達の陰に隠れて、科学界では、もう一つの革命が進んでいた。国の遺伝学研究所や施設は、生物医学（バイオメディカル）における革命的な変化を待っていた。二十世紀前半、科学者たちは、ヒトの遺伝子がどのように細胞の中に保存され、新しい細胞に伝えられるのかを解明するため、苦労を重ねていた。一九四〇年代、重大な遺伝情報を運ぶ媒介は、デオキシリボ核酸（ＤＮＡ）であることが突き止められた。一九五〇年代に入ると、ＤＮＡ構造の研究がさかんになり、遺伝情報がどのようにコードされ、再生産されるかを解明できるのではないかという期待がふくらんだ。そしてついに、フランシス・クリックとジェームズ・ワトソンにより、ＤＮＡ分子が二重らせん構造を持ち、そのため一つの細胞から別の細胞に、正確にコピーできるという画期的な発見がなされた。この発見から、ある特定の遺伝子が、どのように、病気の発生も含めて、人間の形態的、生物医学的特徴に寄与するかが、議論の的となった。

分子生物学の研究は、その後も勢いが衰えることなく続いている。二十世紀に起こった科学的進歩で、分子生物学の圧倒的な影響力と比肩するのは、量子力学の発見と、精神分析的思考の導入くらいなものだろう。分子生物学は、生命自体の意味を根本から変えてしまった。しかし一九五〇年代六〇年代に、病気への遺伝学的なアプローチによって、臨床上のケアがどれほど変化するかを認識していたのは、科学界に身を置く研究者たちだけだった。

テクノロジーの台頭、コスト危機の出現——一九七五～二〇〇〇年

医学研究のための資金援助は、これまでにも増して連邦政府の重要課題となっている。民主党・共和党、どちらの政党が政権につこうと、医学研究は常に特別扱いされ、歳出予算の額が、大統領の要求を上回ることさえ珍しくない。国民は急激な医学の進歩を医療システムの一部として受け入れ、資金力のある病院、数多くの医師、急成長した保険会社なども、それを歓迎した。その結果、医学研究は一層の発展を遂げた。現在、治療コストの急騰に不満をもらす患者もいるが、彼らは現在可能な治療法の多くが、ほんの数年前には想像もできなかった技術であるという事実を忘れている。現在最もよく使われている医療技術のほとんどが、一九七五年以降に登場したものなのだ。

特に、体にメスを入れないですむ診断法は、実際の臨床場面に大きな影響を与えた。侵襲的で危険な外科的処置の多くが、ＣＴスキャンやＭＲＩなどの方法へと切り替わった。腫瘍、動脈瘤、血栓をさがすのに、頭蓋に穴をあける必要もなくなり、原因不明の腹痛を調べるため、開腹手術

を行う必要もなくなった。胆嚢除去などの開腹手術による外傷も、腹腔鏡——ごく小さな医療器具で、先に高度な光学機器がついた細くしなやかな管を患者の体に挿入する——の導入によって、最小限ですむようになった。体にほんの少しメスを入れるだけなので、術後の痛みも少なく、入院日数や回復の期間も、はるかに短くてすむ。生検のため、あるいは病変が疑われる部位を除去するために、結腸に管を挿入する結腸内視術も、開腹手術の実施を大幅に減らす役目を果たした。また、手術と長期間の入院を必要とした治療が、腹腔鏡と同様の技術である関節鏡検査によって、一般的な怪我のように、通院だけで可能になった。ごく最近では、A-Cバイパス手術の外傷を避けるため、小型の器具を胸の小さな切り口から挿入する技術が使われるようになっている。

新しい技術によって、患者は体に傷をつけなくてすむようになった。つけたとしてもごく小さな傷ですむ。これらの医学的な恩恵はたいへん大きかった。しかし、入院件数の減少や、入院日数の短縮、そして外科手術による合併症減少によって、全体的なコスト削減ができるのではないかという予想は、まったくの期待はずれに終わった。より多くの患者に、新しい治療法が施されるようになり、外科手術を拒否していた患者の間でも、新しい治療を受けたいという主張が高まったからだ。

他の治療技術の進歩も、医療現場で働く人々と患者の歓迎を受けた。関節炎や骨折で損傷した股関節や膝関節も、質のいい人工関節と交換ができる。腎結石や胆石も、多くの場合、手術ではなく、超音波の衝撃波で粉砕する方法が採られるようになった。白内障によって低下した視力を回復させるための角膜移植、狭心症による強い痛みを和らげるためのA-Cバイパス手術、動脈の狭窄部を広げる技術などは、導入されるとすぐに、広く行われるようになった。臓器移植や骨髄移植は、それまで不治と考えられていた病気の治療に道を拓いた。不妊治療のための体外受精、脳腫瘍を切らずに破壊するガンマ線ユニット、不整脈治療のための高周波カテーテルアブレーションなども、高度な治療への筋道を切り拓いた。

新しい種類の抗生物質は、感染症に大きな効果をあげた。その一方では、薬物抵抗性の微生物が発生するという、予想外の難題も持ち上がっている。高血圧、鬱病、精神分裂病といった、深刻な病気をコントロールする薬も開発された。六十五歳以上の男性の多数が悩む前立腺肥大も、前立腺を縮小させる薬と、膀胱の頚部に起こる痙攣を抑えるための別の薬を使うことで、手術をしなくてもすむようになった。心臓発作の発生とそれに付随する死亡率の低下は、新しい薬の使用と、アメリカ人の食生活の改善、喫煙の減少の相乗効果と考えられる。

過去二十五年間における医学の進歩は、ほとんどがハイテク技術の導入によるものだが、中には、昔ながらの方法、つまり細かい観察による研究で、それまで正しいと思われていた定説がくつがえる場合もあった。たとえば、消化性潰瘍は、心理的ストレスによって胃酸が過剰分泌されて起こると考えられていたが、実は、微生物が胃で繁殖するためだという事実が発見された。オーストラリアのパースで研修を受けていた若い医師、バリー・マーシャルが、炎症を起こした胃から採取した組織の生検の中に、見たことのないバクテリアがいるのに気づいた。この微生物――ヘリコバクターピロリ――は、胃に寄生するだけではなく、潰瘍を引き起こす原因となっているのではないかという、突拍子もない考えが浮かんだ。

マーシャルは自ら実験台になった。このヘリコバクターを、たっぷり摂取したところ、予想通り、胃の炎症とそれに付随する症状が起こった。この人体実験の結果と、潰瘍のある患者すべてに、この生物が見つかったこと（アスピリンなどの薬物によるものを除く）を合わせて、一九八五年にマーシャルは、ヘリコバクターが消化性潰瘍の原因だと発表した。ところが、その大発見は医学界では容易に受け入れられなかった。対照群を定めた比較試験の結果、抗生物質により潰瘍が治癒し、その状態が持続したと認められて初めて、彼の功績も完全に立証された。ここでの教訓は、たとえハイテクの世にあっても、身近な技術による、独自の観察と奇抜な発想を軽んじてはいけないということだ。

薬物療法の新時代

一九八〇年代及び一九九〇年代は、〝薬剤の発見〟に新たな光が当たった時代だった。植物からの抽出物や、動物の毒性物質など、有望な生理活性物質の中から、薬として使える化合物をさがすことに加え、生化学的手法による薬の合成も始まった。この方法を成功させる鍵となったのは、細胞のレセプター部位、つまり蛋白質を認識し、分離したことだった。その蛋白質は細胞の外側や内部に存在し、リガンドという特殊な分子と結びついたときに生物学的反応を引き起こす。外側の表面にあるレセプターが、たとえば循環ホルモンのようなリガンドと結びつくと、体の中で細胞同士の相互作用を起こすことができる。

レセプターに働く薬剤の製剤方法の中心となるのは、特定のタイプのレセプターと結びつくリガンドの合成であり、それが薬の効能を決める。リガンドと標的とするレセプター部位の適合性が高いほど、薬理学的な効用が特異化され、他のレセプターと結合して起こる副作用が減少する。何百、何千もの試験薬を合成するための技術、そして細胞レセプターを分離し、それぞれの構造の特性を解明する新しい技術によって、有効と思われる薬品を、すばやく抽出することが可能になった。

特定のレセプターを刺激するリガンドの重要性は、偏頭痛の治療に使われるスマトリプタンという薬を例に取るとよくわかる。スマトリプタンには、偏頭痛の原因となる、膨張した血管を収縮させるレセプターを刺激する作用があり、これを使用することによって、ほとんどの患者は、何の副作用もなく、すぐに偏頭痛によるすべての症状から解放されるのだ。レセプターの通常の反応を防いだり抑えたりする薬も、強力な治療上の効果をもたらす。たとえば、オンダンステロンは、化学療法を受けたときや、手術後に感じる、吐き気や嘔吐を抑える上で、大きな効果を発揮する。これは中枢神経系に存在する、腸の内壁の筋肉を痙攣させる特異的な細胞レセプターを遮断するものだ。

脳の中のレセプターは、レセプター研究の中でも大きな注目を集め、それだけで独自の分野となりつつある。治療効果が期待されるのは、肥満、睡眠障害、記憶喪失、性的不能などのほか、精神分裂病、強迫症、躁鬱病などの、精神的な障害だ。厄介なのは、ある一つの物質、たとえばセロトニンに反応するレセプターが、予想していたよりも多くの影響を引き起こす場合である。たとえばフルオキセチンは、脳内のセロトニンを正常なレベルに保つ働きを持つが、体中に存在する、多数のセロトニン・レセプターにも働きかける。それぞれのレセプターは、違った役割を持っていて、あるものは生殖機能に影響し、あるものは消化作用に変化を起こす。このように、有害な副作用や望ましくない反応が起こるという理由で、レセプターに働きかける薬品の使用が制限されることも、しばしば見られる。同じ種類のレセプターであっても、体のどこにあるかを判別し、好ましくない副作用を抑える薬物を開発するため、よりいっそうの研究を進める必要がある。

一九九七年、新しい種類の喘息薬の開発が報告された。それは、喘息の発作に特有の気管支痙攣と、それにともなう呼吸困難の原因である特定のレセプターを遮断するものだ。また、関節の炎症を起こすレセプターを標的とした新しい薬品の開発も進んでおり、深刻な障害を引き起こすリューマチ性関節炎に、より有効な治療の道を開くのではないかという期待が高まっている。残念ながら、レセプターに働きかける薬の中には、ずっと同じ効果を保たないものもある。レセプターが長期間にわたって薬の刺激を受け続けると、最終的には反応が起こらなくなってしまうためだ。この分野の最先端では、消耗したレセプターの感度を再び高め、反応を回復させる試みが行われている。

バイオテクノロジーの結実

新しい種類の薬として、もう一つ重要なのは、遺伝子工学の技術によって生まれた、ヒト蛋白質である。遺伝子クローニングによって、体内でつくられるホルモンなどの蛋白質と、まったく同じものが、大量に合成できるようになった。これらの蛋白質は、さまざまな治療上の目的のために使われる。この方法で最初につくられたホルモンは、腎臓で生産されるエリトロポエチン（赤血球生成促成因子）である。これは骨髄での赤血球の生成を促し、血液中の赤血球レベルを正常に保つ役割を果たす。したがって、腎臓に大きな損傷を受けて、エリトロポエチンが不足した場合、患者は、ふつう重度の貧血となる。以前は輸血を繰り返して、一時的に症状を抑えるしかなかった。

現在では、腎臓疾患があっても、エリトロポエチンの使用で、赤血球数を正常に近いレベルに保つことができる。その結果、衰弱や疲労といった症状が驚くほど軽減される。また、化学療法の副作用で急激に赤血球数が減少し、生命を脅かす場合があるが、エリトロポエチンは、それを抑える特効薬でもある。エリトロポエチンによって、患者に必要な、より強い化学療法を施すことが可能になるのだ。化学療法では、何回にもわたって輸血をしなければならないことも多かった。それには当然リスクをともなう。しかし、現在では、輸血の必要性も少なくなっている。

化学療法を受けると、白血球数が劇的に減少し、感染症のリスクが高くなる。この問題も、ある遺伝子の特定と、クローニングが可能となったことで、解消されつつある。その遺伝子は、いわゆる〝顆粒球コロニー刺激因子〟の生産によって、白血球の成長を促す。化学療法に耐えられないと考えられていた患者でも、この物質のおかげで治療が可能となった。それと同じように、血小板増殖因子であるトロンボポエチンは、一時的な血小板減少症で、出血が止まらなくなる恐れがある患者にとって、大きな助けとなっている。

人間が生まれながらにして持っているホルモンを、体外で生産できるようになった――これこそ、バイオテクノロジーによる医薬品開発の第一波を象徴する事件だった。こういった薬品を先駆けとして、いずれは体内にある自然な物質を複製するだけではなく、遺伝子によって引き起こされる異常を治療するための、まったく新しい薬品がつくられるようになるだろう。クローニング技術が、医療に与える恩恵は広く認識されているが、真価を発揮するのは、何十年も先になるだろう。

陰に隠れた進歩

これまで説明してきた技術の多くは、飛躍的な医学的進歩であったため、人目につきやすく、新聞の特集や雑誌記事でも大々的に取りあげられた。まったく医学知識のない人々でも、超音波、バイパス手術という言葉なら、おそらく聞いたことがあるだろう。それに比べると、全身麻酔や新生児集中医療といった、専門的な医療を大きく変えた何千という小さな進歩については、ほとんど語られることがない。

この点の説明として、一九五〇年代からの、全身麻酔の進歩に目を向けてみよう。全身麻酔の進歩は、学究的な興味を超えたものである。私たちの多くが、一生のうち何度かは麻酔のお世話になり、生きるための基本的な機能――呼吸数、体温、水分補給、血圧、筋緊張――を、専門家と麻酔医の技術に委ねることがある。ほんの数十年前には、これらの機能を支える技術は、まだ原始的ともいえるレベルだった。麻酔への理解が格段に深まったことで、治療の水準は急速に向上した。

一九五〇年の全身麻酔事情

一九五〇年の麻酔医は、計器を持たないパイロットのようなものだった。うまくいくかどうかは運次第。手術中に生命の徴候を監視したり、麻酔の量を調節して投与したりする機械などは存在せず、麻酔医は、直観と、自分の観察眼を頼る以外になかった。実際、人の手で麻酔量を調節する状態では、患者を一定レベルの麻酔状態に保つのは、不可能に近かった。投与する麻酔の量も、だいたいこのくらい、というレベルで決定していた上、タンクに残っているガスの量によって、予想外に多くなったり少なくなったりした。同様に、患者に吸入させる酸素の量についても、かなりいいかげんであった。このような不正確さが原因で、心臓停止や脳の損傷が起こることも少なくなかった。手術中は、一定の間隔で血圧を測り、聴診器で（手首に脈を取る場合もあった）心拍数を測定していたが、生命徴候の監視は、それでほぼすべてと言っていいだろう。血液酸素付加については、麻酔医が、患者の唇、舌、指の色を見て判断した。体温の測定も、患者の体が、明らかに通常より熱かったり冷たかったりするときにしか行われなかった。そのため、いつの間にか、体温が上昇して、体液を喪失したり酸素不足に陥ったり、体温が下がって、不整脈を起こしたりした。患者ばかりでなく、医師や看護師にとっても、手術室は危険な場所だった。麻酔ガスが漏れれば爆発の危険があるし、発癌性物質または毒性物質の影響を、手術室にいる職員が受けることもあった。麻酔ガス爆発を避けるため、心電図のような電気的装置の使用ができず、間接的に患者の生命を脅かしていた。十分な消毒もなしに、管類やマスクを使い回すことで、特に肺結核などの院内感染の危険性も高かった。

どれほど整った環境でも、全身麻酔はもともと潜在的な危険をはらむもので、そこに人為的なミスという因子が加わって、危険はさらに高まった。たとえば、気管ではなく食道へ気管内チューブを挿入してしまい、酸素不足を引き起こすという例も見られた。自動監視装置がないころには、誤りに気づかないまま、生命を危機にさらされた患者もいた。生理機能の監視装置も、十分なものがまだ開発されていなかったため、手術後の回復病棟における死亡率も高かった。もちろん、手術も回復も順調に進む場合がほとんどだったが、理由がわからないまま容体が急変して、悪い状態から最悪の状況へと進んでしまう場合があった。

一九七〇年の全身麻酔事情

一九七〇年になると、全身麻酔も二十年前に比べてはるかにコントロールされ、安全なものになった。化学薬品や電子機器の発達により、麻酔医は患者の呼吸、血液成分、心拍などについての信頼できるデータを、即座に、かつ継続的に知ることができるようになった。装置が改良され、麻酔薬を滴定して、正確な量を、確実に投与できるようになり、手術直後の危険を見極め、避けることが可能になった。

生理機能の監視装置の進歩による恩恵は、まず手術前の検査に現れた。患者は各種の検査を受け、必要があれば、体液バランスの障害や、手術中に問題を起こしそうな点について治療を受ける。このような検査は、血液中のナトリウム、カリウムの不均衡を起こしていたり、肺機能に障害を持ったりする、重病の患者にとって、特に有効だった。手術前の検査により、麻酔医も、患者に起こりうる問題を予測する機会を与えられたのだ。

麻酔ガスの保存と投与のシステムも、一九五〇年のポータブルタンクと管から、大幅に進歩した。ガスは病院の中央設備に保存され、各手術台から、壁に埋め込んだプラグに接続するだけで、麻酔が供給されるようになった。手術中、自発的な呼吸ができない患者には、ベンチレーターという機械でガスを投与する方法も生まれた。患者や手術室に入る医療スタッフの危険も、爆発性ではない新しい麻酔薬と、使い捨てのマスクや管類が導入されてから、大幅に低下した。

麻酔がかかっている間、患者の生命機能は、常に監視されている。心電図が心拍数の異常を知らせ、血液中の酸塩基バランスや電解質レベルの変化が追跡、記録される。血液の喪失や尿の流出にも目が注がれている。患者を手術室から一般病棟へ直接運ばず、手術室のそばの回復室で、術後の様子を見るようになった。回復室からは、特殊な訓練を受け、高度な器機の使用にも長けた専門医と、すぐに連絡が取れた。そのおかげで、ショック症状、痙攣、呼吸困難、心臓の不整脈など、麻酔がさめた直後に深刻な症状が起こっても、すばやく有効な対処が可能となった。手術後に深刻な症状が続く患者は、当時、病院の最新鋭の設備だった集中治療室へと送られた。

現代の全身麻酔事情

二十一世紀を迎えた現在、全身麻酔事情の特徴と言えば、さらに高度になった患者の監視システムと、麻酔医に示されるデータの表示と統合の発展である。血液中の酸素濃度の監視システムが大きく進歩した。これは麻酔の影響下にある患者の換気機能の指標として、非常に貴重な数値である。パルスオキシメータと呼ばれる装置は、患者の指につないで脈拍数と酸素レベルを連続的に計測し、どちらかが危険な水準まで下がるとアラーム音が鳴る。呼吸の安定を調べるのに同じくらい有効なのが、患者が吐く息の二酸化炭素レベル測定である。今では二酸化炭素センサーで、ひと息ごとの二酸化炭素濃度が正確にわかる。二酸化炭素レベルが高いときは、肺換気がうまくいっていないことを意味する。低いときは過換気に警戒しなければならない。二酸化炭素が欠如しているときは、気管内チューブが適切な位置に入っていない可能性がある。心臓と循環器系の活動は、断続的あるいは連続的に血圧を測定する装置と、心電図によって記録される。心臓の手術を受けている患者には、超音波心臓検査法を用いて、心筋と弁の動きを監視する。これらの情報のほとんどが、一つのデータ表示部に示されるので、麻酔医は観察と分析を楽に行える。危険と思われる数字が現われるとアラームが鳴り、手術の初めから終わりまで、患者の生理的な状態の記録が、自動的に機械に保存される。他にも輸血用血液の温度管理や、体温低下を防ぐための保温毛布の使用など、個々の小さな進歩が重なって、それぞれの患者のニーズを予測し、それに応えるための十分な設備を持つ、よりよいシステムがつくられた。

手術後の回復期間も、同じ生理機能モニターによって、より安全に過ごせるようになった。しかし患者の側から見て最も重要な進歩は、手術後の痛みの緩和だろう。最近まで、モルヒネのような鎮痛剤は、筋肉注射で四時間ごとに投与されていた。最初の一、二時間は効果が持続するが、そのあと患者は次の投与まで、激しい痛みに耐えなければならなかった。現在では、注入器を使い、患者が自分で鎮痛剤を投与することを許可される場合もある。ボタンを押すだけで静脈からモルヒネが投与され、即座に痛みを緩和し、その状態を保つことができるのだ。

四十年の間に、麻酔は直観的な職人芸から、信頼性の高いデータとコンピュータによる分析に基づく確実な技術となった。これらの変化が、全身麻酔に関わる死亡率を劇的に減少させたのも驚くにはあたらない。アメリカ麻酔学会の報告によると、麻酔に関わる過失による死亡率は、この十年で九十五パーセント減少した。一万回に一、二例だったのが、現在では二十万件から三十万件に一例となっている。それにともなって、医療過誤裁判も減り、医療過誤の保険料も五十パーセント値下がりした。(一〇)

医療の進歩、コスト、財政の不安

この二十五年間に起こった進歩は、すでに当然のことと受けとめられ、医療コスト上昇の原因になったことについては、忘れられがちである。コスト上昇の原因は、医療システムの効率の悪さと、必要以上の治療を行う習慣に帰されることが多く、本質的な問題、つまり技術進歩によって新しい治療法が次々と開発されている現実には、目が向けられていない。過去二十年間、年間六パーセント(インフレ調整後)の医療費の上昇のうち、約半分は、新しい技術の導入によるものだ。あとは人件費と備品などのコスト上昇によるものである。(一一)一九九五年の、医師、病院、薬品のための支出は、総計六千三百五十億ドルにのぼり、国内総生産(GDP)に占める医療費の割合も、一九七〇年の七・四パーセントから、一九九五年には、およそ倍の十三・六パーセントまで上昇した。(一二)医療費の増大によって、雇用主は賃金を上げるかわりに、保険料の支払いに回さなくてはならなくなり、メディケアとメディケイドが破綻する恐れさえ出てきた。

同時に、アメリカは医療費に多額の支出をしている——今後もそれが続くと見込まれる——にもかかわらず、国民の健康に関する一般的な指標に、その恩恵が現れていないと批判された。アメリカにおける医療の効率の悪さを示す証拠として、アメリカよりも医療支出が少ないのに、乳児死亡率は低い国があるという事実が取りあげられた。確かに、イギリス、ドイツ、オランダなどでは、医療費がGDPの六パーセントから七パーセントを占めるにとどまるにもかかわらず、乳児死亡率は新生児出生一〇〇〇件に六、七件と、アメリカの一〇〇〇件に八件を下回っている(一三)。しかし、これは論議の筋道を誤っている。乳児死亡率に影響を与えるのは、その国の医療体制ばかりではない。他にも多くの要素がある。たとえば、最も高い乳児死亡率を示すサブグループでは、貧困と教育の欠如が、その主な要因と考えられる。

アメリカの医療システムの不備を示す第二の指標としてあげられたのは、誕生時における平均余命だが、それもアメリカ人は七十六年で、イギリス、ドイツ、オランダの七十七〜七十八年を下回っている(一四)。しかし国民が生涯を通じて質の高い医療を受けているのかどうかは、寿命の長さだけで測定することはできない。ハイテク医療によって、寿命は驚くほど延びた。しかし医師や病院の主な役割は、生命の質を高めることである。たとえば、血管形成術や、A-Cバイパス手術は、生命を引き延ばすばかりでなく、痛みから患者を解放した。股関節の交換は、動作を楽にして、苦痛を減少させた。白内障治療の網膜移植(メディケアにおける最も多い治療)は、多くの患者を、薄暗い世界から、明るく澄んだ世界へと呼び戻した。そして鬱病や精神分裂病治療のための薬品なども、開発されている。このような治療を迅速に、そして確実に提供できるのは、アメリカの医療システムのみと言っても過言ではない。平均的な寿命が延びたかどうかはともかく、生命の質を高める治療こそ、我が国が行った医療への投資に対する見返りなのだ。医療費とその効果を比較する論議においては、その点を常に考慮するべきである。

医療支出の増加は悪か

一九六〇年代から一九七〇年代の間で、人口の八十五パーセントが保険に加入したことが、重要な社会的進歩と発表されたのは正しかった。(一五)高額な治療費と長い入院期間の負担のリスクを分散するための資金を蓄えることで、国民のほとんどが、重い病気にかかったときや事故にあったときの、金銭的な打撃から解放されたのだ。しかし同時に、保険加入者の間には、可能な限りの診療と治療を受けるのは当然という期待も生まれた。その治療がどれほど高額で、治療効果がほとんど見込まれない場合であってもだ。医師と患者と同様に、病院側もコストには関心を払わなくなった。事実上、すべての治療費は、そのまま保険会社に振り返られるのだから。

保障型の保険システム(昔のブルークロスのような)が、質の高い医療を推し進めてきたのは確かだが、同時に、過剰な医療行為の原因ともなった。「過剰」とは主観的な語ではあるが、効果よりもコストが高い(異常に高いことも多い)治療に対して、費用のかなりの割合が支払われている現状を、端的に示しているのではないかと思う。たとえば、安い薬でも効果は変わらないのに高い抗生物質を処方する、回復の助けにはならないのに入院期間を引き延ばす、薬物療法でも同じ結果が得られるのにA-Cバイパス手術を行う、回復の望みがゼロに近いのに、癌に化学療法を施すことなどだ。保険を適用するためにそういった過剰な医療が行われる結果、医療費が急増しているのは間違いない。家屋用の火災保険は、家を立て直すコストか、それよりも低い額で、同意により決定されるが、保障型の健康保険のほとんどが、医療費の支払いを無制限に認めている。保険に加入しているという安心感から、当事者である患者と医師の間に、自費の場合以上の医療を求める傾向が生まれる。これはどんな種類の保険にも、ある程度までは当てはまる。しかし適用範囲が無制限の健康保険の場合、被保険者が受ける実際の恩恵と、支出額があまりにもかけはなれていると言わざるを得ない。

他の分野で急増している支出としては、たとえば家庭用電化製品などが挙げられるが、少なくとも経済学の見地からは、医療費と同じような使いすぎの問題は起こらない。消費者は、購入する製品がもたらす利益と自分が被る損失を秤にかけて、新しい釣り竿をあきらめ、携帯電話の利便性を取るといった選択を市場で行っている。しかし、医療費の支出はもっと厄介な問題だ。保険の存在によって、消費者のコスト抑制メカニズムが麻痺してしまうからだ。このあとの章で解説するが、保障型からマネージドケア型の保険へ移行した大きな目的は、現場からの要求に、ある程度の制限を加え、支出の伸びを抑えることだった。いずれにしても、国と保険会社が、突如コストのジレンマに目を向け始めて、本格的なマネージドケアの時代が到来した。それは明らかに無駄な手続き、少なくとも、著しい効果がない高額な治療の削減を目指すものだった。

二　コスト抑制努力の頓挫

一九八〇年代初頭、医療コストの急激な上昇で、メディケア、メディケイドという主要な二つの保険のプロバイダーである政府及び産業界は、真剣にその問題に取り組まざるを得なくなった。すでに述べたように、急性疾患の治療コスト（入院、医師の人件費、薬品）は、インフレ調整後の数字で年間平均三パーセント、GDP上昇率の約二倍の伸び率を示した。メディケアとメディケイドが、政府の財源を危険なほどの速さで吸収しつつあったのだ。その結果、徹底的なコスト削減努力が新たに始まった。特に強調されたのが、急性疾患の治療費に最大の割合を占めていた、入院費の削減である。病院側が最も精力的に行ったコスト削減努力は、まず患者の入院日数を減らすこと、いわゆる〝不必要な〟入院期間を減らす方針であった。その影響をまっさきに受けたのはメディケアの受給者だが、まもなく、十分な保険に入っている患者にも影響が及んだ。

入院費負担をめぐる争い

メディケアが公的セクターで着手したコスト削減努力は、一九八三年の、いわゆる診断関連グループ（ＤＲＧ）に基づく、新しい償還体系の導入だった。ＤＲＧが導入される以前、病院は治療における項目の一つ一つに償還を受けていた。毎日の病室代、Ｘ線写真、検査、というように。ＤＲＧのシステムでは、ある病気の治療に対する標準的な費用として、一定の金額が設定される。それは、実際に特定の患者の治療にいくらかかったかは問わず、その患者グループの治療にかかる平均的な費用を基準としている。この方式だと、患者の入院期間を短くしようとする動機が病院側に生まれる。入院の件数を減少させる直接的な要素はなかったが、ＤＲＧのシステムの導入により、入院件数も急激に減少した。ＤＲＧが本格的に実行されたのは一九八二年である。一九八四年、一九八五年には、患者が病院で過ごす日数が十四パーセント短縮し、それまで約六パーセントだったコスト上昇率も、二～二・五パーセントまで下がった[二]。この短期間におけるコスト減少は、入院日数の短縮によるものと考えられる。

入院費用上昇の鈍化を政府や保険業者は歓迎し、安堵と楽観論ばかりが強調されるという性急な反応が起こった。コスト急上昇を抑制する切り札が見つかったと、誰もが信じて疑わなかった。上昇率の減少が特に目を引いたのは、平均的なＧＤＰの伸び率よりも、コストの伸び率が低いことが示されたからだ。保健教育福祉省長官だったマーガレット・ヘクラーは、「医療費高騰という怪物の背骨は打ち砕かれた」と言い切った。これを確実なものとするため、続く十年間で、政府、保険業者、そして病院は、数多くのコスト削減策を打ち出した。その中でも重要と思われるのは、利用審査の導入、患者の少ない病院の閉鎖や統合、医師が高価な薬を処方する自由の制限、潜在的な病気の早期検査の励行、標準的な治療法のガイドライン作成などだった。これらの目的は、医学的に正当と思われる以上の治療に、支出をしないという方針を徹底することだった。言い換えれば、患者にとって有益な治療を否定するのではなく、明らかに効果のない、無駄な処置を減らすことだったのだ。

こういった努力を徹底すれば、一九八四年から八六年は上昇率三パーセントという水準を維持し、それ以上の抑制効果があがると考えられていた。しかし、実際はまったく反対の結果となった。一九八七年から九一年の上昇率は、平均六パーセントとかなり高い水準になったが、その原因ははっきりとわかっていない[三]。第二のコスト削減努力の潮流で何が悪かったか一概には言えないが、それぞれの新しい方策に、何か基本的な欠陥があり、根本的な問題を見抜けなかったという指摘は間違いではないだろう。つまり、医学的に正当な介入の範囲が、それまでよりも広がりつつあった（今もなお続いている）ということだ。

利用審査

利用審査（UR）は、不必要な入院日数、特に入院措置そのものを減らすための鍵と見なされていた。一九八〇年代後半から一九九〇年代にかけて、私的セクターにおける、コスト削減努力の基礎となっている。このプログラムは、患者の入院期間や治療に必要な費用を、医師だけで決定するのではなく、公平と思われる第三者による審査で決めるという前提に立っている。この第三者は、たいていが保険会社の代表で、コストを最低限に抑えることを重視している。コスト削減が健康保険業界のスローガンとなり、利用審査は今や九十パーセント以上の医療施策に取り入れられて、アメリカ合衆国の医療システムにおける、目立った特徴となっている[三]。

　利用審査は、実施の時期によって、入院前（事前審査）、入院中（同時審査）、退院後（後顧審査）がある。事前審査、あるいは入院認定審査は、最も広く行われている方法である。保険会社の社員が医師が入院を勧める理由を査定し、入院を認めるか拒否するかを決定する。審査を行うのは、正看護師、免許准看護師、薬剤師、医療技術者などだ。高額な外科手術の代わりに、より低額ですむ処置が可能かどうか決定するのに、他の医師からの意見を求める場合もある。入院認定の作業を免除されるのは、緊急の場合だけである。事前審査は、入院をともなわない外科手術や、診断手続きが適切かどうかを査定する際にも行われている。最も悪名高い入院認定審査は、普通分娩の入院期間を最長一日とした、あるＨＭＯ（医療団体→三章）の決定だった。（現在では連邦規則によって不法とされている。）

　同時審査は、患者が入院してから行われる。この目的は入院期間をできるだけ短くして、患者がちょうどいいタイミングで退院できるよう、計画を立てることである。後顧審査は患者が退院してから行われ、治療の記録と、そのためにかかった費用から提供された治療の〝医学上の必要性〟を審査する。保険会社が不適切と判断した治療については、費用が償還されないという事態も起こりうる。一方では、無駄と思われる手続きに対しても、医師を〝指導する〟だけの会社もある。

　利用審査の過程については、批判の声もある。審査を行う第三者が患者から離れた場所にいるため、信頼性の高い判断はできないという理由からだ。また審査者に医師の意見を無視するほどの、専門的な判断をする資格は与えられていないとする意見もある。医師をメンバーとする上級機関に訴えることはできるが、そのようなスタッフもまた、患者からは切り離されている。この手続き全体が、費用を支払う側にとっても、医療を施す側にとっても、コストと時間がかかるようにできている上、医師にとっても、貴重な時間を費やし、患者の代弁者として交渉に当たらなければならないシステムなのだ。医療政策のサンプルとして行われた、URの効果についての調査では、事前に入院を認可し、入院中に審査を行うだけで六パーセントまでの節約が可能だと示唆している。[四] しかしURを運営する側のコストを考慮している研究はなく、医療システム全体への実質的な効果を計算することはできない。

薬剤コスト

薬品のコスト抑制は、コスト削減努力の焦点の一つであった。その目的のために、保険会社と病院はブランドとして認められている薬品の処方に制限を加え、値段の安い後発品（ジェネリック・ドラッグ）の使用を勧めてきた。確かに薬品のコストは、医療費の中でも、医療を受ける側にとって、非常にわかりやすいものではあるが、急性疾患の治療費全体の十パーセントを占める程度であり、全体的なコスト抑制の鍵が、そこに含まれているとは考えられない。[五]

病院と医師の経営コストの削減

この十年間で、メディケアやマネージドケア・グループ、また保険会社間の競争によって、病院側や医師たちは、作業の自動化、人員整理、洗濯や食事などの補佐的な外部委託といった、経営コストを削減する努力を強いられた。カナダ方式と呼ばれる政府が運営する医療システムの支持者は、アメリカも同様のシステムを採用することで、さらなる削減ができると主張している。しかし、この主張は目に見える利益だけを過大評価しており、患者のカルテ保管など、病院運営に不可欠と思われる費用を切り捨てていることには目を向けていなかった。また、表に出ない運営費を計算に入れず、カナダの医療コストを故意に低く見積もっていた。

病院の閉鎖、統合

コスト削減努力の結果、アメリカの病院におけるベッドの使用率は、一九八一年の平均七十六パーセントから、一九九四年には六十二パーセントまで減少したことが、調査で明らかになった。(七) この調査結果により、アメリカの病院は、かなりの数の、無駄な〝過剰〟ベッドを抱えていると結論づけられた。つまり、公共病院における予備のベッドは無駄の象徴であり、入院患者の少ない病院を閉鎖することによって、無駄を減らせるということになる。一見、非常にまことしやかな主張ではあるが、実際には、そういった未使用のベッドを減らしても、病院運営全体のコストにはほとんど影響しない。

その理由として、一つには、空いているベッドはすべて〝過剰〟だという、誤った見解が根底にある。過剰なベッドという定義、本当に過剰なベッドがいくつあるかという問題は、それほど簡単に論じられない。未使用のベッドにも二種類のタイプがあるからだ。一度も使用されたことがないもの、そして予備的な設備としてのものである。病院のベッドの使用率は一定ではないので、緊急時や曜日や季節的な事情に合わせて、余分にベッドを空けておかなければならない（ベッドの使用率は、一般に週末よりも平日の方が高い）。どの程度の予備のベッドが必要かという問題には議論の余地があり、ピーク時に患者の入院を拒否したり遅れさせたりする事態を、どこまで許容するかによって変わる。しかしこれまでの経験から、最高でも平均八十五パーセント程度の使用率が妥当と考えられる。その数字に基づくと、我が国の〝過剰〟ベッドは、全体でせいぜい十三万五千三百床にすぎないということになる。[八]

さらに、ベッド数の削減がコスト減少につながらない理由として、空のベッドは運営上のコストがほとんどかからないという点があげられる。介護、薬品、食事、装置など、経費の大半を占めるものが不要なのだ。たとえ病院を閉鎖して患者を他所に移したとしても、同様の理由で、全体的なコストが大幅に削減されることはないだろう。コスト全体の約八十パーセントを占める人件費や施設費が、患者とともに移動するだけだ。[九] このように、過剰なベッドをすべて削減したとしても、節約できるのはせいぜい二、三十億ドル。公共病院の年間の総コストは、一九九四年の時点で二千七百五十億ドルに達している。[一〇]

二、三十億ドルという数字も、実状からすれば過大な見積もりである。これまでに閉鎖されたり、今後、閉鎖が見込まれたりしているのは、ほとんどが財政規模の小さい——たいてい地方や郊外にある——病院である。こういった病院は、概して高度な設備も持たずコストもそれほどかからない。そこにいた患者をもっと専門的医療を行う病院に移せば、閉鎖によって節約したわずかなコストを、逆に増大させてしまうという結果にもなりかねない。転院が医学的な利益をもたらすケースもありうるが、経営上の結果が変わるわけではない。一方、心臓発作、脳卒中、事故による外傷など、緊急処置が必要なケースにとって、地方病院の閉鎖は、患者の命に関わる問題である。

不正行為の摘発

不正行為を減らしてコスト削減を図るという主張は、非常に説得力に富む。節約にもなり、組織のシステムを悪用した者は法で裁かれる。医療機関における不正行為が、かなりの数にのぼっているという証拠が次々と示されている。最近、国が行った調査によれば、一九九六年だけで、約二百三十億ドル（請求総額の十四パーセントにのぼる）もの不正請求が、メディケアに対してなされていた。[一一] これがすべて故意の不正というわけではないが、複雑な規定の解釈の違いや、事務手続き上の間違いが、どのくらいの割合を占めるのかは、わかっていない。しかし、我が国最大の病院チェーンであるコロンビア／HCAヘルスケアコーポレーションが、メディケアに対して行った請求に関して、一九九七年に政府が行った調査の最初の報告書では、〝組織ぐるみ〟で故意の不正が行われた可能性が示唆されている。[一二]

現在のところ、不正行為防止の要は、病院からの請求に対して、支払い前と支払い後に会計監査を実施することだが、これは防止効果がほとんどない。単純なミスを発見することはできても、故意の不正を発見する役には立たないのである。[一三] また、どのような不正が行われているのか突き止めるのが困難なため、不正防止策にどれくらいの精力を注げば、コストに見合っただけの成果が得られるか不明である。医療機関の不正防止は不可欠であり当然のことであるが、そこに長期的な医療コスト抑制のための鍵があると考えるのは、楽観的すぎるように思われる。

予防医学と診療体制の合理化

医療費を節約すると同時に診療の質を高めるために、二つの新しい方策が打ち出されている。潜在的な疾病を早期発見するためのスクリーニングと、一般的な病気の、標準的な治療法をまとめたガイドラインの作成である。問題は、患者にとっての利便はともかく、本当に経費節約につながるのかはっきりしないことだ。

スクリーニングと予防医学

スクリーニングによる病気の早期発見により、医療コストが削減できるという主張が大いに注目を集めているが、これはかなり誇張された主張である。数少ない例外はあるが、ごく少数の患者の命を救うために、大人数の患者にスクリーニングを受ける基準を適用すれば、当然、高額の費用がかかる。そのいい例が大腸癌だ。大腸癌による死者は年間約五万人で、その治療のための費用は約十億ドルである。(一四) 体系的なスクリーニングプログラムを取り入れれば、年間の死亡者数は約二万人減少すると言われている。六千五百万人にのぼる五十歳以上の人を対象に、採取した便の血液検査を行い、陽性を示した人々に(約十パーセントとして六百五十万人)、内視鏡検査を行えば、多くの命が救えるだろう。国民の健康管理という点で、この方針が有効なのは明らかだが、それにかかる費用は、また別の問題である。内視鏡検査が必要な人数を六百五十万人として、必要なコストは四十億から六十億ドル。二万人の癌患者が減ったとしても、そ

の何倍もの費用がかかる計算だ。(一五)

病気の予防で短期的に費用が節約できても、長期的にはもっと多額の支出につながるという、予想外の結果になることが少なくない。たとえば食事療法による心臓発作予防、アルコールの摂取低減による肝疾患の予防、禁煙による全般的な病気予防を考えてみるといい。比較的費用のかからない死因が減ると、その分、寿命が伸びて、アルツハイマー、関節炎、肺疾患など、より高額な費用がかかる疾患が増えることは想像に難くない。こういった長期にわたる病気の治療費は、病気予防策で節約したコストを大幅に上回るだろう。断っておくが、患者の側に立てば、健康診断や予防医学は、病気の早期発見、早期治療のための、理想的かつ効果的な策である。しかし経済的な面からは、医療コスト上昇を抑えるための直接的な解決策にはならないということだ。

治療のガイドライン

ある特定の臨床例にどう対処するべきか、医師の意見が一致しない場合も多い。たとえば五十歳以下の女性に乳房X線撮影を行うべきか、前立腺癌の患者に手術を実施するべきか、女性の乳房に小さな悪性腫瘍を発見したとき、どの程度、切除すればいいのか、答えは医師によって違ってくるだろう。病院、政府組織、専門機関の間で、治療法の標準化と、医療費の無駄の削減のため、「治療ガイドライン」を作成するという案が検討されている。それが確立すれば、専門家の調査団は、そのガイドラインを使用するすべての臨床医に対して、同じ対処法を指導することになる。この内容は、さまざまな治療形態から導いた、臨床結果の体系的な研究に基づくが、最終的には一部の専門家集団の判断に委ねられて作成された。治療ガイドライン導入の目的は、病気の種類が増える一方の現状に対応するということだ。

これは、たいへん優れた政策に思える。患者にとっての利益が増す一方、不必要な治療が減り、同時に費用の節約にもなる。しかし実行にあたっては、大きな障害があり、どんな結果になるか予想がつかない。たとえば乳房X線一つをとっても、ガイドラインの総論的なやり方を支持しない医師は、何とかしてそれまで自分が行ってきた方法を踏襲しようとするだろう。臨床的な所見を歪曲して説明し、ガイドラインに沿わない治療法を正当化することも十分に可能だ。頸動脈閉塞の治療法のように、時間が経って治療法が変わることもあれば、ガイドラインが時代遅れになることもある。ほんの少し前までは、頸動脈閉塞に手術はタブーというのが定説だったが、現在では、手術によって治療が可能なタイプもあることが明らかにされている。新しい治療技術が開発されても、ガイドラインは簡単には変えられない。ふたたび調査委員会を設置し、新たにデータ分析を行うには、かなりの時間と資金がかかるからだ。全国で初めて、五年間という期間を定めてガイドラインを取り入れたメイン州からは、その効果を疑問視する報告がなされた(一六)。それによれば、ガイドラインによる治療法の一元化は、医師の治療行為にほとんど影響を与えないということがわかった。実際、ガイドライン・プログラムに参加した医師ほど、診療の質を向上させ防衛的医療を防止するという、ガイドライン本来の使命が果たされていないと、悲観的な見方をしている。ガイドラインの採用によって、どの程度、診療の質が向上し、費用が節約できるのかは、はっきりとわからない。ガイドラインの目的は、医療の質の向上ばかりではなく、不必要で高額な治療手続きを大幅に減らすことにあった。ところがふたを開けてみると、ガイドラインによって、一般に広く行われている治療よりも金がかかる治療を促進し、かえって逆効果になる可能性も出てきた。たとえば、連邦政府が公開した最初のガイドラインでは、痛みの緩和が重視され、より強い薬を使った薬物治療、痛みのコントロール専門の診療所、カイロプラクティックなどの代替治療の積極的導入などの必要性を訴えている。[一七] コスト削減の効果はともかく、ガイドラインが、治療法の選択について医師のコンセンサスを高め、その決定とコストの関わりに気づかせるという、教育的な役割を果たしているのは確かだ。

上昇を続けるコスト——一九八七～一九九二年

数々の努力にもかかわらず、一九八七年から一九九二年にかけて、病院の医療コスト上昇のスピードは衰えなかった。入院日数の合計は、年間二パーセントずつ減少しているが、外来件数の増加が、節約された費用を相殺する結果となった。[一八] 外来患者が急激に増えたのは、技術の進歩によるものでもある。特に重要なのは、手順の決まった単純な手術の多くを、外来で行うようになったことだ。しかしコストの点ではほとんど変わらない。医療コストの最も大きな部分を占める、医師、看護師、補助スタッフの人件費、そして手術室の設備などは、患者が入院した場合と同じだからだ。節約できるのは〝ホテル〟機能の部分だけである。

また、やっと入院が認められたと思ったら、すぐに退院させられるケースが増えたために、救急車で運び込まれる患者数も増大した。このように、入院日数を短縮することで節約されたコストは、退院患者に対する継続診療のためのコストへと変わっただけだった。また、病院外の個人診療所での継続治療にかかるコストや、在宅での介護にかかるコストは、その中に入れられていない。

希望の光か、嵐の前の静けさか——一九九三〜一九九六年

一九九三年を境に、医療費抑制の闘いに再び希望が見え始めた。それまでの五年間、病院経営のコストは年間六パーセントの上昇率を続けていたが、一九九三年には四パーセント、一九九四年、一九九五年には一パーセントにまで下がった。これは、入院日数の減少が反映された結果で、減少率は一九九三年が二・三パーセント、一九九四年が四パーセント、一九九五年が三・五パーセントとなっている。(一九) 外来患者の増加率は、それまでの五年間とほぼ同じである。さらに健康保険料の引き下げによって、危機的な状況は越えたという楽観論が高まった。このような現象がなぜ起こったのだろうか。何か特別な要因があるなら、それにコスト上昇抑制のために長期的な効果が期待できるのだろうか。

保険料が引き下げられた背景には、一時的に利益を犠牲にしても、マーケットシェアを拡大したいという、保険会社の戦略があった。ある大手の会社の報告によれば、一九九五年には九パーセント、一九九六年には四・五パーセント、利益が減少した。これが長期的な方針でない

のは明らかだ。他にも、新たな省力化によって、コストの面で改善された点があるかもしれないが、具体的にどんな省力化が行われたかは説明されていない。前述したように、省力化でいったんコストが下がっても、長期的にコスト上昇を抑制する効果はほとんどない。いや、まったくないと言ってもいいだろう。

コスト上昇が鈍化した——そして、保険料が軽減された——もう一つの重要な要因は、定額自己負担と控除条項（損害が一定限度以下のときは、保険会社が損害を保証しない）を定めたことだ。それが被保険者からサービスを受けようとする気持ちを削ぎ、患者の金銭的負担の割合を増やすことになった。製品やサービスの価格が上がると、少なくともある種のサービスの消費は減少する。特に支払い能力が最も低い層において、そのような現象が起こる。しかし、患者の費用一部負担が、コスト低減の主要な要因であるとは考えにくい。医療支出の大半は、ひとにぎりの重病患者——全体の五パーセントの患者で年間医療支出の半分を占める——によるものだからだ。そのような患者の医療費は自己負担額の上限をすぐに越えてしまうため、その後は一部負担策の影響を受けない。[20]

コスト抑制策として最も重要なのは、保険全体の利益の削減と、ハイリスク疾患患者の加入に対する、加入基準の厳格化であった。加入者に対し、試験的段階にあるという理由で高額治療（臓器移植など）を拒否するのも、コスト削減策の一環である。しかし、無駄な出費の削減か、有効な治療の拒否かという一線があいまいになるのは間違いない。

実際、対費用効果という名目での治療拒否自体が、一九九三年から一九九五年にかけての上昇率鈍化の大きな要因となっているはずだ。外来件数の上昇率が従来と変わらないのに、入院日数が激減している現象は、節約のほとんどが全体的なサービス縮小によるという証拠である。これらのデータは、患者の受けられる治療が減っていることを示唆している。それを裏付けるのが、よく知られた、出産後（あるいは乳房切除手術のような重大手術後）の早期強制退院であり、マネージドケアに関わる医師に、患者と高額な治療法について話すことを禁ずる「口止め」ルールである。

保険会社の利益削減による節約を続けるのは無理がある。規模の小さい会社が合併を余儀なくされ、市場から追いやられてしまえば、長期的には、競争の減少によって、保険料が上昇することもありうる。実際、一九九七年後半に行われた研究では、一九九八年に保険料が急激に値上がりすると予測された。ブルークロス・ブルーシールドのマーケティング部長であるマーク・スレッジャーは、全体で五パーセントから十パーセントの値上げと推定した。業界の分析によれば、小企業、特に年輩の従業員や、疾病を持つ従業員が多いところでは、三十パーセントもの値上げがあり得ると言われた。[二一] 一九九八年度に予想される値上げで、最初にはっきりと数字で示されたのは、連邦職員の健康保険料が八・五パーセント上昇するというものだった。私的セクターの労働者にとって、これは悪い材料である。公務員の保険料値上げ率は、これまでと同じように、私的セクターのものより大幅に低いという予測を、人事局が出しているからだ。[二二]

入院総日数の減少による大幅なコスト削減が、今後も続くことはないだろう。すでに病院側は、重病の患者にしか入院を認めておらず、この上さらに外来に患者を回せば、医療の質に影響を及ぼすのは必至である。早期退院に対する患者側からの反感の声が、大きく組織的なものになっていることを考えれば、これ以上の入院日数短縮は、社会的な許容範囲を越えてしまうだろう。

他に効率化が可能なのは、コンピュータによる患者の記録管理、保険請求のオンライン化である。理論的には、医療システムすべての無駄を省ければ、今以上のコスト削減ができるはずだが、現実には無駄を完全になくすことはできない。また、これまで検討した効率化の半分が実現されて、その後の数年で行き渡ったとしても（これもほとんどありえないが）、コスト上昇を抑える効果は小さく、上昇率の低下は年間一パーセント以下にとどまるだろう。(一三) そのような効率化が限界まで達し、基本的なコスト上昇に追いつかなくなれば、一九八四年から八五年の小康状態の後に起こったように、本来の上昇率に戻ると思われる。

換言すれば、この章であげたすべてのコスト削減策は、出費のレベルを下げているのであって、医学技術の進歩による長期的な上昇傾向に歯止めをかけているわけではない。こういった対策では、一時的な抑制効果しか望めない。したがって、不必要な治療や、運営上の無駄だけを標的としたコスト抑制努力は、限界まで来たと考えられる。新たなコスト削減努力は、これまで踏み越えたことのない一線を越え、患者にとって有効と思われるものであっても、特定の治療を行わないという方向へと向かうだろう。そして、コスト削減のための新段階のメカニズムが、新しい形態を模索中のアメリカ医学界の権力構造改造の中で、すでに現れ始めている。

忘れられた領域——非急性疾患の治療

医療費上昇に関する議論のほとんどは、急性疾患の治療に集中している。しかし実際には、アメリカの医療費の約四十三パーセントは、非急性疾患治療（NAC＝non-acute care）に起因するものに占められているのだ。[二四] しかしその中で政府が注目しているのは、NACで最も高い割合を占める、ナーシングホームにおける治療と、最も増加が著しい在宅治療だけである。これらのサービスの予算削減は政治的なタブーとされていて、本格的なコスト抑制努力がなされてこなかった。NACには他に、歯科治療、市販薬（OTC）や医療雑貨、視力検査などの専門技術、公衆衛生プログラム、その他の運営費用などが含まれる。NACセクター全体の、過去十年から十五年にわたる実質的な支出の増加は年間平均約六パーセントで、急性疾患治療の上昇率とほぼ同じである。一九九四年に医療費がGDPの十四パーセントにまで達した背景には、急性疾患治療と非急性疾患治療の双方における支出の増加がある。非急性疾患治療は、高度医療技術によるコスト上昇の影響を受けにくいため、当初、これほどの支出増加は意外な事態と考えられた。しかし、他のさまざまな要因が非急性疾患治療のコストを押し上げた。それらの要因も、医療技術の高度化と同じく、簡単には取り除けない問題である。皮肉にも、最も重要な要因の一つが、急性疾患に対する薬物治療の飛躍的な進歩なのだ。新しい薬物治療は数多くの病気のコントロールを可能にしたが、完全に治癒できるわけではない。そのため慢性的な病気を抱えて生活する人が増え、NACの必要性も高まった。

医療コンサルティング会社であるルーイン・グループの、ダニエル・メンデルソンとケリー・ミトラとともに、私が行った調査結果からは、NACへの支出が近年中に下降傾向に向かうことはないという結論が導かれた。以下は、その要因の中から、ナーシングホームでの治療、在宅治療、歯科治療、市販薬（ＯＴＣ）について行った分析である。

ナーシングホームにおける介護（ＮＡＣの十八パーセント）

ナーシングホームの入居者を、機能損傷、日常生活で可能な行為、必要としている介助で評価したとき、全体の機能レベルは年々下がっているというのが現状である。この傾向は今後も続くと思われるが、その理由として（一）病院からの早期退院、（二）人口全体の老齢化、（三）病状の軽い患者は、家庭で有効な治療ができるようになったこと、などがあげられる。また私的セクターでも公的セクターでも、保険会社は急性疾患に準ずる疾病治療のための病院として、積極的にナーシングホームへの入居を勧めるだろう。長期治療用の保険が人気を集めていることからも、ナーシングホームでの治療を選択する患者は、ますます増加すると思われる。このような事情と、メディケイドによる政府の助成に対する政治的プレッシャーを考慮したとき、今後、支出増加のスピードが衰えるとは考えにくい。

在宅治療（ＮＡＣの六パーセント）

在宅治療は、高額な急性疾患治療や、ナーシングホームにおける長期治療に代わる、対費用効果の高い手段と見なされており、ＮＡＣの他の項目に比べて支出の増加が著しく、一九八〇年から一九九三年で年間平均十六パーセントも上昇している。特に一九八九年から一九九三年にかけては、メディケアと個人支出の増大が重なり、上昇率は平均約二十三パーセントと突出している。技術の進歩によって、非経口／経腸栄養法、呼吸療法、化学療法、静脈内投与、血液透析などのハイテク治療が在宅でも可能となったことで、需要が刺激された。在宅治療をカバーする保険や、支払い条件の拡大で、病院から家庭へと治療の場がシフトしたことも、支出増大に拍車をかけた。最近の二桁にのぼる上昇率は一時的な現象にしても、近い将来、その伸びが衰えるかは不明である。保健省医療保険財政管理局（ＨＣＦＡ）は、一九九六年から二〇〇二年にかけての、在宅治療のための支出の上昇率は、年間平均七パーセント程度で済むと予測している。しかし入院治療に代わる有効な手段をさがす努力は今後も高まると考えられるので、メディケア及びメディケイドによる費用の償還の基準が強化されるというようなことが起こらなければ、高い上昇率が続くだろう。

歯科治療（ＮＡＣの十パーセント）

フッ素添加や歯科治療の進歩によって、虫歯の数は大幅に減少したものの、さまざまな新規の歯科サービスが、歯科医の仕事を大きく変化させた。新たな仕事として、美容歯科、さし歯、シーラントやベニアの使用などがある。アメリカでは自分の歯を長く保つ高齢者が増えているため、特別な歯科サービスも必要とされるようになった。歯科保険の拡大で増えた分の需要が、医療コスト全体を押し上げることになるだろう。

市販薬（ＯＴＣ =over-the-counter preparations）

処方箋なしで買える薬の種類の急速な増加が、着実な売上増につながっている。最近の例では、イブプロフェン、ヒドロコルチゾン、シメチジン（タガメット）、数種類の抗真菌薬などが、処方箋なしで購入できるようになった。病気を自分で治すという気運が高まっている中、市販薬の種類は、今後も増えていくと思われる。救急疾患治療と非救急疾患治療の関係と同じように、薬の供給がOTC形態へと移行されればコストは減少すると考えられがちだが、実際には、総コストを増大させる一因となる。薬を買うのに処方箋がいらなくなれば、その分、売上が増える。販売量が増え、しかもOTCの方が医師に処方される薬よりも高価な場合があるので、支出上昇の要因となりうるのだ。

今後の展望

NACはさらに拡大する分野であり、そのコストは、今後も医療費全体を押し上げるだろう。アメリカの医療費全体の半分は、今後もこの領域が占める。予想される上昇率は五パーセントから八パーセントと、かなりの開きがあるが、インフレ率より高いのは明らかで、救急疾患治療の領域と同じく、コスト抑制の望みは薄い。

三　医療システムの改革

現在、アメリカの医療システム――支払い、提供方法、管理方法――は、大きな変革の時期を迎えており、今後、その変化のスピードはますます加速すると予想される。それにともない、これまでアメリカでは当然と考えられていた制度が、次々と新形態へと変容しつつある。たとえば医療改革の目玉であるマネージドケア・システムは、不必要なサービスを削って医療費を抑えることを目的に運営されるものだ。その中で最も一般的なものは、一定料金の会費前納制健康管理組織、HMOであろう。これは医療の提供と、資金調達を合わせて、単一のシステムにしたものだ。HMOは一定の年会費で、広範囲にわたる総合的な医療サービスを提供する。他によく見られるものとして、医療者選択会員制団体（PPO）があげられる。これには、保険会社及び、雇用主に低料金で医療を提供する病院や医師の団体、保険会社やHMOと契約している医師のグループ（IPA）などが含まれる。このような新しい組織の出現によって、従来の出来高払い制度から新たな方法へと、変化を余儀なくされている。このような団体の加入者は、すでに被保険者全体の

七十五パーセントにものぼっている。（二）

マネージドケア組織でも、最近では病院や医師を選ぶさいに、以前よりも患者の希望が認められるようになっている。一方、保障型の保険に、利用審査（UR）やコスト削減策が導入されて、医師や患者の自由な治療行為に制限が加えられるようになったため、マネージドケア・プランと従来の保険制度が、近づきつつあると言える。ポイント・オブ・サービス・プランは、その双方の特徴を備えている。この方式だと、患者は契約を結んでいない病院や医師にもかかれるが、その場合、請求額の一定の割合（ふつう二十パーセント）を、自費で支払わなければならない。

医療の民営化にはずみがついて、医療機関は、ますます営利を目的とした団体へとその性質を変えている。その結果、今後も病院間の合併が増え、今以上に巨大な医療法人が生まれるだろう。合併の目的は、競争に耐えうる効率化と、営利追求による財源の確保ということになっている。しかし、マネージドケア組織や病院側に、激しい競争を勝ち抜き、保険料抑制を求める雇用主らの圧力に耐えて、マーケットシェアを維持したいという思惑が生まれるのは当然のことである。慈善団体から営利企業への転換がどれほどうまくいくか、それが医療の質にどんな影響を及ぼすか、はっきりしたことはわからない。はっきりしているのは、そのシステムを通して流れ込む金銭のうち、役員報酬や株主への配当に回される割合が、確実に上昇するということだ。それが営利企業の宿命である。

マネージドケアの拡大

これまで、保険会社から医療提供側への経費の償還は、出来高払い制で行われていた。しかしマネージドケアという新しい制度においては、独自の契約条件に基づいて、支払いが行われる。出来高払い制では、医師や病院の経済的な動機と、患者にできる限りの治療を施したいという職業的義務とが一致していた。ところが、マネージドケアにおいては、経済的な動機のために、治療を拒否する決定をしなければならないという現象が起こる。基準とされた費用を越えた分については、病院側も保険会社と同様、一部を負担しなければならないからだ。この新しい制度によって、医療における主導権が、医師や病院から保険会社へと移り、医療システムが根本から変わってしまった。加えて、保険会社と医療提供者という二つの役割を兼ねたマネージドケア組織が、コストを抑えるために治療の制限を指示できるようになったのである。

競争を生き抜くために、マネージドケア組織は、価格とサービスの種類によって、他社との差別化を図らざるをえなくなる。低価格のプランでは、心臓移植、腎臓移植といった高額医療はカバーせず、高価格になるほどサービスの範囲が広がって、いわゆるポイント・オブ・サービスのオプションも付くという形を取ると考えられる。いくつかのマネージドケア・プランの中から、各従業員が希望するものを選ばせる企業も増えており、価格とサービスの組み合わせで、いかに魅力的なプランをつくるかが、加入者を増やす鍵となる。

マネージドケアが医療全体にどのような影響をもたらすかは、まだ判断がつかない。マネージドケアの問題点については六章で検討するので、ここでは、ペンシルヴェニア大学の医療政策の教授、アラン・ヒルマン博士の言葉を引くにとどめよう。「特に大きな医学的問題のない患者は、マネージドケアに不満を感じないだろうが、重病の患者、あるいはまれな病気にかかっていて、高額医療を必要とする患者にとっては事情が違う……治療行為の八十五パーセントは、決まり切った手続きですむ。それで済む患者については、マネージドケア・プランでも容易に処理できる。ＨＭＯの問題は、例外的な状況に対応できないということだ。もちろん良心的な組織は、その穴を埋める方策を探っているが、解決するには何年もかかるだろう[二]」。

医療提供組織の結合

医療提供組織の構造も大きく変わり、統合の進んだ組織が次々と形成されている。医療システムの主要な分野すべての（医師、病院、製薬会社、ナーシングホーム、在宅治療など）提供者側は、組織を大きくして互いに協力すれば、広範囲にわたるサービスを低コストで供給できると考えている。それが可能かどうかはまだ明らかではない。独占的な経営でコストが上昇し、単に提供者側の利益が増えるだけという結果も、考えられないわけではないのだ。

同業種での統合（水平的統合）が急激に増加しており、この傾向は今後十年は続くと思われる。病院の合併が増え、医師同士が提携して、大がかりな集団医療が行われるようになっているし、在宅治療プロバイダー同士の協力も始まっている。大きな組織になるほど効率が上がるのか、効率化されたことで患者の負担が軽くなるのか、企業の利益が増えるだけという結果になるのではないか、そういった疑問に対する答えはここでも出ていない。

異業種間の統合（垂直的統合）も進んでいる。その目的は、異なった仕事を行う業者が協力して、さまざまなタイプのサービス――急性病治療、高度な在宅治療、薬の処方、検査など――を、一つの組織で提供することだ。業者の統合によって、経営管理、費用請求の手続きなどは、大幅に簡素化される。またシステム全体の情報交換が容易になる。たとえば、血液検査の依頼を、書類ではなくコンピュータ上で行い、その結果もコンピュータで送るといったことが可能になるだろう。さらに、医師がそれぞれ試験所で閲覧しなければならなかったデータが、簡単にどこでも見られるようになり、同時にマネージドケア組織が、利用パターンを楽に監視できるようになるはずだ。医療組織、検査機関、製薬会社など、統合の範囲が広がることによって、不要な検査やレントゲン撮影、有効と認められない薬の処方などを、厳しく取り締まることができると期待されている。統合ブームはすでに始まっている。望むと望まざるとにかかわらず、すべての組織が競争に巻き込まれることになるだろう。その中で、多くの個人病院や研究機関が生き残る道を失い、廃業を余儀なくされると思われる。

医療システムは、統合によって、根本から変わろうとしている。よりよい方向へと変わるのが理想ではあるが、そこには必ず産みの苦しみがあるはずだ。法律や倫理の面から、深刻な問題が起こることも考えられる。一例として、医薬品メーカーのメルク社が、医療プロバイダーのメドコを買収した際、メルク社が製薬業界で不当な利益を得ているという疑惑で政府の調査を受けたことを思い出してみよう。メルク社以外の企業が製造した、広く普及している薬品を、メドコ社が取扱薬品リストからはずしていたことが露呈した事件だ。リストからはずされた薬品の中には、コレステロール低下剤など、メルクの製品と競合するものもあった。最近では、世界第二位の抗癌剤製造会社であるゼネカが、ロサンゼルスのシダーズ・サイナイ病院や、セント・ヴィンセント・メディカル・センターなど、有名病院の癌センターを買い取った例もある。そこには当然、利害の衝突が起こってくるだろう。そういった現象について、医療倫理学者のアーサー・カプランはこう語る。「医師、診療所、薬局から検査施設まで、一人のオーナーが抱え込むのは、医療にとって最良のシステムとは言えない(三)」。

大学病院の合併

組織の統合によって、市場での地位を強める試みは、医療ヒエラルキーの最高峰――伝統を誇る大学病院――においても始まっている。ここ数年の間に合併した大病院の中には、経営危機で切羽詰まった末に、その道を選択したケースもある。マサチューセッツ・ゼネラル・ホスピタルとボストンのブリガム・アンド・ウーマンズ・ホスピタル、ニューヨーク大学病院とニューヨーク市のプレスビタリアン・ホスピタル、この二件の合併は、伝統ある有名病院でさえ、変化の波を避けられないことを示すものだ。一般には、合併によってコストの抑制が進むと言われている。一方の病院を閉鎖し、患者をもう一方の病院へ移せば、全支出の二十パーセントを占める建物の維持費と、病院の管理費が減少するからだ。しかし先にあげた二件の例のように、両方の病院が経営を続けた場合、これらの項目で節約できるコストは、ごくわずかである。その一方で、二つの巨大な大学病院の購買力が合わされば、業者との交渉で有利になり、最低レベルの価格を引き出すことは可能になるかもしれない。また、マーケティング、渉外、コンピュータ業務などの周辺分野で、ある程度のコスト削減が見込まれるだろう。しかし運営費全体から見れば、それほど大きな効果は期待できそうもない。

合併による最大の利点は、マーケット・シェアの維持、あるいは拡大ということになりそうだ。トップレベルにある二つの大学病院とその付属機関が、一つの医療システムとして機能したら、病院と協定しているマネージドケア組織は、それぞれの機関と個別に交渉する分断攻略ができなくなる。巨大化した病院は、膨大な数の患者をさばくために、数多くの提携医師を取り込もうとする。結局、地域の他の病院を踏みつけにして、マーケットシェアを拡大するというわけだ。こうして生まれた新たな怪物は、第三者との交渉で有利な立場に立つことができる。そうなると医療機関の合併が進んでも、コストの締めつけが緩むことはないだろう。次の段階に進めば、費用はかかるが利益のない熱傷治療ユニットなどが切り捨てられていくのは目に見えている。このようなユニットで治療を受けている患者をどうするかが、深刻な懸案となっている。こういったケースでは、病院側で削減されたコストが公的セクターに移されただけで、システム全体では何の効果もないという結果にもなりかねない。

ディジーズ・マネージメント

ディジーズ・マネージメントという新たなアプローチには大きな魅力がある。何よりも、個々の病気に対して、統合的な治療体制の中で、質の高い治療を低コストで行えるという点に注目が集まっている。これまで、糖尿病など複合的な症状がある病気の患者は、いくつも違った場所へ出向かなければならず（病院、診療所、栄養クリニック、足治療センターなど）、それぞれの場所で一貫性のない処置を受けていた。

ディジーズ・マネージメントは、その考え方を転換し、ある病気に対してすべての面から対応できるように、必要な施設を一か所に集めて専門のチームを組んで、幅広く統合的な治療を行おうというものだ。予防から高度な治療までが、そして入院治療から在宅治療までが、一つのシステムの元に管理されることになる。これは治療の質の向上ばかりではなく、医療提供側にとってもっと重要なポイント、つまり効率化とコスト削減につながると期待されている。

雇用主負担の医療プランでまっさきに「切り捨てられる」（契約から除外される）のは、治療費の高い慢性疾患である。たとえば糖尿病、喘息、癌、アルツハイマー、脳卒中、脊髄や頭部の損傷、重度の精神疾患などだ。患者数の多い病気ほど、治療をディジーズ・マネージメント方式へ切り替える方が望ましいと考えられる。最近の調査によれば、一九九五年の雇用主負担の医療プランでは、四十二パーセントが薬代を、二十パーセントが精神疾患の治療費を給付していなかった。[四]

ディジーズ・マネージメントの拡大を積極的に進めたのは製薬会社である。そして製薬会社と契約を結んだマネージドケア組織が、そのプログラムを実行する手はずを整えた。それはほとんどの製薬会社にとって、薬品の売り上げを伸ばすマーケティング戦略である。従って、自社の製品を大量に使うように治療プログラムを作成する。ディジーズ・マネージメント・プログラムでコスト削減は期待できるが、治療の質については実施の結果を待たなければならないことが、ある調査で示されている。

医療改革が治療現場に与えた影響

平等主義よりも市場原理を優先する姿勢が広まり、医療分野で営利団体が大きな役割を果たすようになったことを考えると、今後アメリカの医療の質は、保険料による階層化が、ますます進むと考えられる。最終的には、これまでの、有保険／無保険という二つではなく、四つのグループが出現すると予想される。

第一は高所得者層で、マネージドケアが提供する標準的なパッケージよりも、はるかに広範囲をカバーする保険に入れるグループである。MRIなどのハイテク検査が毎年の定期検診に含まれるなど、高度で高額な〝高級〟サービスまで保険でカバーされる。さらに余裕があれば、一部自己負担で、医師、病院などを自由に選択できるオプションを付けることも可能だ。第二は平均的な所得階層で、一般的なマネージドケアに加入するグループ。彼らが加入できる保険は、高額な費用がかかるサービスが除外されることが多い（こういった条件は、気づかれにくいよう、契約書に細かい字で記載される）。第三はメディケイドが適用される低所得者層である。メディケイドのサービスは、必要最低限にとどめるべきとする政治家からの圧力が、今後も高まると予想されるので、結果的に、ごく基本的な治療しか保障されなくなるだろう。第四は無保険でメディケイドにも加入できない層である。このグループは、市民病院、慈善施設、無料クリニックなどに頼る以外の手段はない。

このような階層構造の中では、受けられる治療のタイプと質が、当然、個人の経済状況によって大きく違ってくる。大部分のアメリカ人には手の届かない高額サービスに、たとえ益は少なくても、ごく一部の富裕な層が金を払うのを妨げる理由は何もない。他方、支払い能力のない者も含めて、すべての国民に医療を保障していないのは、先進国の中では我が国だけという事実に、忸怩たる思いを抱えているのは私ばかりではないはずだ。貧困層の医療に関しては、基本的に地域の無料クリニックなど、慈善的な色合いの強い施設に任せっきりだ。そういった施設でのサービス水準は、私的セクターに比べてはるかに低く、医療における格差は大きくなるばかりである。格差がどのくらいまで広がれば、全国民が医療を受ける基本的な権利を政府が保障するべきだという声が、国民からあがるのだろうか。

マネージドケアと医師の関係

アメリカの徹底した医療システム再編成の影響を受けているのは、決して患者ばかりではない。医療の専門家、特に医師たちは、これまでとは一変した体制の中、制約が以前より増えて、自分たちの発言力が低下したことに戸惑いを隠せない。メディケアとメディケイドが給付を制限し、マネージドケア組織が医師の給与を抑制せよという圧力をかける現状では、医師の年収が確実に増加する時代は終わったと考えていいだろう。今後、医師の収入は何年も横ばいを続けることが予想される。逆に、収入が大幅に減少したケースも、すでに少なからず見受けられる。

　経済的に厳しい現実と、マネージドケアによる医師の仕事の制限が重なって、医学部への入学希望者の数が減るのではないかという予想もある。ところが一九九〇年代半ばの医学部入学希望者の数は、これまで最高の四万五千人を記録した。[五] これは次のような理由によると思われる。第一は、教育、法律、経営管理など、他の職業でも、収入や安定が保証されないということ。第二に、若い世代の医師たちは、所得が減るという予想を、前の世代ほど気にしていないこと。所得が減るかわりに労働時間が短縮され、家族生活を大切にする機会が得られると考えるからだ。そして第三に、商売のうまみがなくても、人の役に立ち、知的な刺激や、感情的、精神的な満足感を得たいと考える若者にとって、医師が魅力的な職業であることに変わりはないことだ。しかし専門医の仕事が減ることを予想してか、最近、医学部を卒業した学生の五十パーセント以上が、プライマリ・ケア（初期医療）に進むことを希望し（数年前には三十八パーセントだった）、専門医の訓練を受ける学生が減っている。[六]

　コスト重視のマネージドケア体制で、医師の需要が減る中、外国の医科大学を卒業した学生（公式には〝国際医学位取得者〟international medical graduates＝ＩＭＧと呼ばれる）は、〝医者あまり〟を助長するものとして、アメリカで教育を受けた医師たちからは、招かれざる客と見なされている。このような現象を抑えるために、アメリカ医科大学協会（Association of American Medical College)、アメリカ・アカデミック・ヘルス・センターをはじめとする、全米規模の主要な医学関連組織が、〝医学要員についての意見書〟を発行した。そこでは、レジデント（専門医学実習生）のポストを、アメリカで教育を受けた学生の数を、わずかに上回る程度にまで減らすべきだと提言している[七]（現在では、新たにレジデントとなる者の数は、毎年約二万五千人で、その二十五パーセントをＩＭＧが占めている。ＩＭＧでアメリカ国籍を持つものは、二十パーセントに過ぎない[八]）。

　さらに大きな影響力を持つ、ある医療教育関係者と医師の連合は、アメリカで専門教育を受ける、あるいは開業するＩＭＧの数に制限をもうけることを求めている[九]。アメリカ以外の国で教育を受けながら、医療水準の高さや高収入に惹かれてアメリカに渡った医師の数は一万六千五百人、アメリカの開業医全体の二十四パーセントにのぼる[一〇]。ＩＭＧの腕がはえぬきの医師たちより劣るかどうか、判断するのは難しい。しかしＩＭＧに対する医療過誤の訴えの件数は、アメリカで訓練を受けた医師たちに対するものと変わらないことが、調査で示されている[一一]。ＩＭＧが減少すれば、都心部のスラム街や、過疎地における医師不足が悪化するという懸念の声も出ているが、ＡＡＭＣの代表ジョーダン・Ｃ・コーエンはこう語る。「単に医師の数ばかりを増やしても、そのほとんどが、郊外の住宅地に落ち着いてしまう。それでは意味がないのだ[一二]」。

　医者が余るという予想を受けて、ＩＭＧばかりではなく、アメリカの大学出身の医師の数を減らす計画もすでに始まっている。たとえば医学部の学生数を二十パーセント減らすという提言。また連邦政府は、教育研究病院（大学病院など）に対し、実質的にレジデントの数が減少しても、専門医学実習に対する助成金の支払いを続けるプログラムを作成している。言い換えれば、実習を「行わない」ことに対して、金が支払われるわけだ。

どのようなことが起こるか

こういった傾向は、すべてアメリカの医療システムの変化に原因がある。今後も監視が必要と思われる、主なポイントを以下にあげてみよう。

・少数の巨大な医療組織が、医療システムを左右する。
・医療プロセスにおいて営利が重視される。
・金銭的な理由により、不要と思われる治療が削られる。
・連邦政府は、引き続きメディケアとメディケイドのコストを抑えるよう、医療提供者に圧力をかける。
・患者の支払い能力によって、治療のレベルが四段階以上に分かれる。
・医師は、患者の代弁者と、コスト重視の組織に雇用された従業員という、相反する立場に立たされる。

競争の激化と営利重視の風潮は、限られた医療費の配分——誰がどのような種類の治療を受けるか——に、大きな影響を与えるはずだ。プロバイダー間の競争の激化によって効率化は進むと思われるが、最新機器が次々と導入される現状で、コストがふくれあがるのを抑えるのは難しい。

大きなＨＭＯ組織などの重要な消費者（バイヤー）に対して、安い価格を提示し、その分を他の業者に負担させて、経営の悪化を防ぐという事態が起こるかもしれない。競争によって医療システム全体の非効率は一掃され、それ以上のコスト削減を図ろうとすれば、治療の質と量を大幅に制限する以外の方法はないだろう。

*第二部　二十一世紀の医療　その光と影

本書の第二部では、二十一世紀の幕が開く時代に目を向けてみよう。いくつかの分野の中から、新たな医学進歩が期待され、金銭的にも大きな負担を生むと思われる分野を取り上げる。最も重要なのは、バイオエンジニアリングの発達、細胞レセプターに働く新しいタイプの薬の出現と思われるが、急激な発達をとげている分子生物学の分野も無視できない。特に、ある病気に関わる遺伝子の種類と、その位置が特定できれば、これまでとはまったく違った高度な診断が可能になるだろう。

また、コスト削減の対策として、さまざまな形の制限が可能かどうかについても論じる。コスト削減のための医療制限は、すでにヨーロッパ各国において、国が運営するシステムに、すでに取り入れられている。アメリカでは、医療の提供法について大きな決定権を持つようになったマネージドケア組織や保険会社によって、今後その方向へと向かわされることになるかもしれない。その結果、医学的に可能なことと標準的な治療の差が広がって、患者と医療提供側の対立が起こり、究極的には訴訟にまで発展するだろう。この種の衝突は、すでに始まっている。

次章では、今後の医学発達によって私たちの生活がどう変わるか、また医学の進歩とコスト抑制の問題で、どう折り合いをつけるか、この二つを考える上での基本的なポイントを示している。私たちは今、苦悩の選択を迫られている——今後も高度な技術を治療に取り入れて、医療費の増大を受け入れるか、コストを抑えるために、そのような技術の使用を制限するか。他に考えられるのは、連邦補助を減らして、医学研究や器機の開発を遅らせることだ。現在のところ、どの選択も政治的に受け入れられず、そのため為政者たちは、大きな犠牲を払わずにコストの問題を解決する方法を、むなしく探り続けている。

四　来るべき時代の医学の進歩　二〇〇〇年から二〇二〇年

これからの十年、あるいは二十年間は、技術の移行期となるだろう。これまでの二十年の間に発達した工学的な技術が完成し、細胞あるいは亜細胞レベルに働きかける、新たな技術が出現すると思われる。特に分子医学が発展し、遺伝子が人間の健康と病気に関してどのような役割を果たしているのかが、次第に明らかにされていくだろう。生物工学が全盛期を迎え、高度な（多くは小型化した）医療器機研究、人工的に合成した生体物質の使用、細胞培養技術によるヒト組織の生産、臨床上の意思決定を補助する人工知能開発などの分野が発展するのも間違いない。分子医学は革命的な変化をもたらす潜在的可能性を示すにとどまるものの、主に診断や遺伝子スクリーニングなどの分野で、成果を発揮し始めるだろう。しかし広範囲な治療に応用するには、まだ長い時間がかかる。この点については最終章で論じる。短期的には、生物工学と分子医学の成果が、病気にともなう苦痛の緩和、損傷部位の修復など、臨床的な症状を改善する助けとなると思われるが、遺伝子レベルで疾病を根治するには至らないだろう。次世紀の幕開けの時代の医学的進歩が、病気の治療にもたらす数多くの恩恵の中から、ごく一部をあげてみる。

画像診断法の進歩

高速CTとMRI

動いている心臓を放射線技術で正確に映し出すことは、今のところまだ実現されていないが、高感度CTやMRIの開発によって、それが現実のものとなる日も遠くはないと考えられている。現在のCTやMRIスキャナーでは、静止しているものの画像しか見られない。しかし将来は高速スキャニングが可能な機械が開発され、心臓の鼓動などの生理的な運動を、連続的で鮮明な画像で見られるようになるだろう。そうなると、たとえば冠状動脈などの疾患を早期に発見して、効果的な予防措置を講じることが可能となる。また現在の技術では発見できないほど小さな肺癌も探知できるようになるだろう。発見が早期であればあるほど、治癒の可能性も高くなる。肺癌の多さ、化学療法と放射線治療による治癒率の低さに絶望的になっている医師や患者にとって、早期診断、早期治療に直接結びつく撮影技術の進歩は、希望の光とも言うべきものである。

陽電子放射断層撮影法（PET）

陽電子放射断層撮影法は、細胞の代謝と生化学的組成研究のための、新しい画像技術である（MRIで得られる解剖学的な映像の質を、大幅に向上させたものと考えればよい）。具体的には、放射性化合物を細胞に注入し、その物質がどのように代謝するかを追う手法で、特に細胞の機能に対する薬物の影響を調べるのに有効である。また、癌やアルツハイマーなどの精神疾患の診断にも役立ち、医師が適切な対処をする助けとなるはずだ。莫大な設備投資と操作コストがかかることから、PETはまだ限られた研究所でしか使用されていない。しかしいずれ臨床の現場で、大きな役割を果たすことになるだろう。

MRIとPETの一体化

MRIとPETスキャニングを一体化する構想には、生物工学研究において、大きな期待が集まっている。MRIは組織の解剖学的構造を精密に映し出すことができるし、PETは細胞の代謝機能を調べるのに有効である。この二つの技術で得られる、解剖学的情報と生物化学的情報が統合できれば、医学的診断に新たな可能性が開かれるが、現在の技術では、実現不可能と考えられている。MRIで発生させる強い磁場で、はるかにデリケートなPETスキャナーの電子レシーバーが働かなくなってしまうからだ。この点さえ克服できれば、薬物に対する脳の特定部位の物理的、解剖学的反応や、特定の認知プロセスを同時に走査することができるようになるだろう。その結果、脳の機能についての研究が飛躍的に発展するはずだ（二）。

コヒーレンス・インターフェロメトリー（coherence interferometory）

コヒーレンス・インターフェロメトリーは、組織が反射するかすかな光を捕らえることで、ある器官の先端数ミリメートルの精密な画像を映し出す手法である。精密さの程度は、現在、生検で得られるデータと近いレベルにまで達している。「オプティカル・バイオプシー」によって、眼球、結腸、冠状動脈など、表面が近いところにある器官に、管や針を挿入しないさまざまな診断法が開発される可能性がある。特に緑内障や網膜の疾病の診断と管理に多く使われるだろう。

バーチャルリアリティ

現在の技術進歩からすると、臓器を診査する手段としてのコンピュータ画像による「バーチャルリアリティ」は、近い将来、ごく一般的なものになると思われる。(二)この技術は、MRI、CT、超音波と言ったさまざまな画像診断で得たデータを統合し、デジタル処理によって、人体の三次元的構造を再現する。言ってみれば体の内部を奥まで見られる、バーチャルな〝のぞき穴〟のようなものだ。外科医の間では、脳の腫瘍を摘出する際、近接した組織を傷つけないようにするために、すでにこの技術が利用されている。また、直腸と結腸に管を挿入する結腸内視術では、どうしても鎮痛剤の助けを必要とするが、それに代わる方法としても、研究が進められている。それは患者の腹部を連続したCT画像に基づく三次元映像で診査することで、内視鏡で見たときと同じように、腫瘍が疑われる部分を発見しようという試みである。(三)また腹腔鏡や関節鏡手術の際に、外科手術で挿入する小型カメラの補助としても使用できるのではないかとも考えられている。解剖学的構造の物理的、触感的な特徴を反映させたデータが、画像データに加われば、医師の実際の経験を、あとで科学者が再現することも可能だ。手術現場の三次元映像を見ながら、サイバー医師がメスの代わりのジョイスティックを操作すると、反応がバーチャルリアリティ用ヘッドピースと手袋を通して伝わり、第三者も間接的に同じ経験ができる時代が、間もなくやってくるかもしれない。

化学検査のコンピュータ化

従来の検査設備は、やがて一枚のコンピュータ・チップに収まってしまうかもしれない。現在、検査分析のために使われている大型機械の多くが、小型集積回路に取って代わられ、化学検査の顕微分析的な部分は、人間の介入なしに実行できるようになると言われている。生体サンプルを、装置が受けると、ごくわずかな試薬で、自動的に分析を行う。これが実現すれば、感度、信頼性、分析のスピードが確実に向上するという以外に、患者の病床、家庭、診療所など、どこでも行えるという利点がある。

コンピュータと遠隔医療

コンピュータと、世界中に広がるインターネットによって、地球が狭くなったことにともない、医療の世界もまた狭くなりつつある。診療記録やX線写真をはじめ、診断データのデジタル化が今後ますます進み、世界中どこへでも、ただちに送ることが可能となるだろう。遠隔治療が増加しているのも、この技術を利用して、何百キロも離れたところにいる患者の容体を、医師が把握できるようになったためだ。軍事産業では、さらに進んだ試みがなされている。その一つが、テレコミュニケーションとバーチャルリアリティ技術を組み合わせ、戦闘地帯で戦うロボットを、遠隔地から操作する構想である(四)。

コンピュータによる情報管理の欠点は、当然のことながら、患者のプライバシー保護が困難になるという点だ。病院及びそのネットワーク、マネージドケア組織、製薬会社、保険会社などのデータバンクが急激に増加した結果、国の規制が及ばないところで、患者のデータが売買される事態がすでに起こっていることは、周知の事実である。クレジットカード会社など、情報が集まりやすい企業の中には、診療記録にまで手を伸ばし、製薬会社やＨＭＯに情報を売っているところさえある。

〝人工知能〟技術を活用して、人間の思考過程を模倣したコンピュータが開発されれば、医学的に困難な問題の分析や、患者の診断の助けとして大きな力を発揮すると、かなり以前から期待されていた。しかし何十年も努力を重ねてきたにもかかわらず、手軽で実際的な道具にはなっていない。そのため、現在では、医学上の決定にコンピュータが役に立つのかという、懐疑的な声の方が優勢になってしまった。それでも問題解決型のプログラムを処理できるモデルの導入と、病態生理学専門のデータの充実によって、飛躍的な進歩が見られた(五)。さらに、複雑な問題をいくつかの項目に分けて高速で同時に処理する、並列処理が可能な、新世代ハードウェアが出現してから、より大きなデータベースに基づいて、複雑な医学的問題に対処できるソフトウェアも開発されるようになった。

現在、人工知能の医学への応用として最も有望視されているのが、〝ニューラルネットワーク〟コンピュータの開発だろう。その鍵となるのは、ある問題に対処する医師の思考過程を、そのままなぞることができるモデルの開発である。たとえば、ここに、原因不明の発熱で苦しむ患者がいたとしよう。そのときプログラマーが、コンピュータのニューラルネットワークに、あらゆる関連データ（性別、病歴、身体データ、検査結果、レントゲン写真など）を入力すると、コンピュータが、同じ症状の患者を診ている医師と同じ意思決定プロセスをなぞって、最終的な診断を下す。

さらに精密な診断を下すための次のステップは、この病気の患者の中から、専門の医師の手当を受け、臨床上の所見について広範なデータを持った上に、正確な診断を下された者を選び出すことだ。そのような患者のデータを使って、ネットワークを〝調教〟するのである。医師による診断が正しく、ニューラルネットワークによる診断が間違っていた場合、プログラムが自動的に、できるだけ既知の診断に近づくよう、それぞれのパラメータを調整する。大量のケースについて、このプロセスを繰り返すうちに、プログラムが最適化されるという仕組みである。

医師が実地の場面で、原因不明の発熱に苦しむ患者を前にしたとき、プログラムに従って、症状や患者のデータを入力すると、受けた〝教育〟をもとに、コンピュータが判定を答える。結果によっては、さらに検査が必要になることもあるだろう。このようなシステムは、まだ初期の段階にある。チェスで人間を負かしたＩＢＭの〝ディープ・ブルー〟も、たいへんな苦労の賜物だが、あの勝負は結果的に、チェス盤のような狭い範囲の中でさえ、コンピュータを人間の頭脳水準に引き上げるのが、いかに難しいかという事実を、まざまざと見せつけてくれた。しかしこれからの二、三十年で、ますます複雑になる臨床上の問題を解決するために、コンピュータが医師の助けとして、力を発揮するようになる可能性は高い。

患者が胸の痛みを訴えたとき、それが心筋梗塞によるものかどうかによるものかどうか、判定が難しい場合がある。一九九一年に、診断補助のためにつくられたニューラルネットワークを、心筋梗塞と推測された三百五十六人の患者のデータを利用して教育し、その効果を試験するという研究が行われた（六）。半数の患者のデータでコンピュータが教育され、残った半数のデータが、正確な診断が行えるかを確かめる試験に使われた。ネットワークによる診断の精度は、それ以前に報告された医師による診断のレベルよりも、有意に高かった。一九九六年に行われた追跡調査でも、将来を期待させる結果が出ている（七）。ニューラルネットワークは、他にも、A-Cバイパス手術のリスクの予想、脳腫瘍のタイプの特定、乳癌の進行状況の判定、心電図のデータ解釈などへ応用できるよう、開発が進められている。

しかしコンピュータが、患者の治療を決定する医師に〝手を貸す〟ことができるとすれば、当然、次のような疑問が浮かぶ。人間がたちうちできない記憶容量と問題解決能力を誇るコンピュータが存在するなら、医師は何をすればいいのかということだ。医学を学ぶ学生たちは、今後も膨大な量の知識を詰め込まなければならないのだろうか。それとも、コンピュータの助言を有効に利用できるように、決定を行うための基本的な論理を中心に学ぶべきなのだろうか。レジデントの監督としての経験から言うと、若い医学生が臨床上の決定を誤るのは、知識が欠けているからではなく、問題解決のための基本的なステップを教えられていないことに原因がある。このようなスキルの重要性は、たとえ高度にコンピュータ化された環境にあっても変わらない。どれほど精密なプログラムでも、人間に関わる環境的、心理的、社会的なすべての因子を総合して評価することはできない。それができるのは、どんなに小さなことも見逃さず、患者に共感できる、人間の医師だけなのだ。

では、コンピュータの導入で、医師と患者の関係はどのように変わるだろうか。医師の経験的な診断が軽視されるようになるか、頼りになるコンピュータ・システムを持っていることで、医師に対する信頼も高まるか、実際にそのような状況になってみるまでは、わからない。コンピュータ導入の利点として一つ考えられるのは、医師と患者が話し合う機会が増え、これまでよりも深いコミュニケーションが図れるということである。理論的には、病気がもたらす精神的な苦痛について、医師が患者や家族とじっくり話し合い、治療の選択肢を、十分に説明する時間を持てるようになるはずである。しかし新たなマネージドケア体制の中では、それが実現する可能性は薄い。空いた時間に、それまで以上の数の患者を押し込まれ、さらなる効率化を迫られると考えられるからだ。

ここで注目すべきことは、コンピュータによる診断が増えて、医療過誤の責任という考え方がどう変化するかである。コンピュータが誤った判定をしたとき、誰が責任を問われることになるだろうか。プログラムを〝教育した〟医師なのか、プログラマーなのか、コンピュータのメーカーなのか、判断はつきかねる。医師たちは、コンピュータが誤った判断をしたとき、それを見極めるという責任も、問われることになるのだろうか。コンピュータよりも高いレベルの知識と思考力を、医師に求めるのは無茶ではないだろうか。とはいえ、このような論争が裁判に持ち込まれるのも時間の問題だろう。

細胞の培養と組織工学

細胞の培養と再生の技術によって、生化学的なプロセスが次々と明らかにされ、損傷した組織や器官の修復に、これまでとはまったく違う、新たな方法が開拓されている。この技術が発展すれば、臓器の代用装置、つまり人工心臓などの開発の研究は、隅に追いやられてしまうだろう。現在、注目を集めているのは、人間の体が持っている自己修復機能の利用や、細胞培養技術によって、交換用臓器を体外でつくりだす試みである。これからの十年が終わるころには、組織工学のさまざまな成果が、臨床の場に登場しているはずだ。(八)

最初に成功したのは、病気や事故によって傷ついた、骨組織の再生である。その鍵となるのは、人体にもともと存在している、骨形成蛋白（ＢＭＰ）と呼ばれる物質だ。ＢＭＰは、未成熟で未分化の幹細胞に働きかけ、骨の成長を促進する。骨の損傷を治癒させるのは、この物質なのである。この物質を大量に生産することができれば、損傷部分に注入して、骨の再生を促進できる。初期の成功例として、歯周病により失った顎骨の再生があげられる。これまでは、こんなとき、体の別の部位の骨を移植していた。しかしＢＭＰが導入されれば、自分の歯を長く保持したり、顎骨に歯を埋め込んだりする移植も、今より容易になるかもしれない。また、軟骨や靱帯の細胞など、違うタイプの細胞の成長と分化を促す作用もあるので、BMPの治療効果に対する期待は大きい。

細胞の成長を刺激する蛋白質を人工的に生成できれば、脊髄の損傷や、聴覚の喪失の治療に、成果を発揮すると考えられている。これまで、神経細胞を再生する試みは、ことごとく失敗に終わっていて、脊髄に外傷を受けた場合、回復の見込みのないまま、寝たきりで過ごすことを余儀なくされた。しかし最近行われた動物実験では、脊髄細胞の切断された先端を、(脊髄の外部から)末梢神経細胞組織でつなぎ、移植部位に神経を成長させる物質を注入すると、脊髄の再生が起こった。再生にともなって、わずかではあるが――立ち上がれる程度の――身体機能の回復も見られた。深刻な脊髄損傷を受けた人間に対しても、同じような効果が期待できる。そうなれば、多くの患者にとって福音となるだろう。

加齢による聴力喪失を克服する手段として、内耳にある、音を受容する働きを持った微細な毛を、再生させる研究が進められている。老化によってこの毛が弱り始めると、損傷した細胞を交換しない限り、聴力は回復しない。これまでは、補聴器などの助けを借りて、有毛細胞に過剰な刺激を与えるという手段に頼っていたが、結果は理想からほど遠かった。その壁を打ち破ったのは、他の哺乳動物の聴覚器官の有毛細胞の構造が、人間のものと似通っていて、しかもその細胞が再生するという発見だった(九)。研究者にとって、最も重要な問題は、まず第一に、人間以外の動物における、有毛細胞の再生を可能にしているメカニズムは何か、第二に、そのメカニズムを解明すれば、人間の聴力障害にも応用できるのかということだった。現在では、有毛細胞の内部にある、特定の信号経路、いわゆる、蛋白キナーゼA経路(PK

A）が有毛細胞の増殖を刺激し、PKAが抑制されると、繁殖が止まることがわかっている。もう一つ、将来への期待を高めたのが、鳥の有毛細胞の再生を促す発育因子物質の発見である。これらの物質や、同様の性質を持つ薬品が、いずれ人間にも効力を発揮することが実証され、何百万人もの聴力を回復することになるかもしれない。

体内の細胞を成長させる技術より、さらに大きな話題となっているのが、細胞コロニー、組織、内臓の一部を「体外」で育てる研究で、すでに成功例が発表されている。たとえば体外で培養された皮膚が実用化されれば、熱傷の治療をはじめとして、褥創や、血液循環の悪化で起こる脚の潰瘍などの治療に、飛躍的な進歩をもたらすと考えられている。これまで皮膚移植を阻んできたのは、免疫機能による拒否反応だった。培養された皮膚ならば、このような反応は避けられる。現在、割礼の際に切除された新生児の皮膚細胞を使って、人工皮膚を開発する試みが一部で進められている。その細胞を培養し、生物分解性の材料を使ったシートに広げてやると、さらに増殖し、新しい皮膚がつくられるというわけだ。膝関節の損傷などには、同じ手法で培養した軟骨を使用できると考えられる。その場合、患者から少量の軟骨を採取し、損傷部位を修復できるだけの量になるまで体外で培養する。それが可能になれば、人工関節も必要なくなるのである。(10)

もっと複雑な構造を持つ組織を培養するために必要な、生物分解性プラスチックでつくられた〝ファブリック・スカフォールド〟の開発も進められている。この型で、組織の基本的な構造をつくり、そこに目的に沿ったタイプの細胞を入れる。すると細胞が通常と同じ発達過程を経て、自然な臓器と何ら変わらない、三次元の組織に育っていく。細胞が増殖して、新しい組織が形成されるあいだにプラスチックは分解し、最後には新しい細胞でつくられた、新品の臓器が現れるというわけだ。これはすでに動物実験が行われていて、子ヒツジの心臓弁で成功している。細胞は元の組織を再生する性質に優れ、まだ胚や胎児の段階にあるときと同じ、細胞間の成長シグナルを使っているらしいということが、明らかにされつつある。複雑な臓器を体外で育てるレベルに達するには、まだかなりの時間が必要だが、血管、心臓弁、尿道といった単純な組織については、近い将来に実現するだろうと見込まれている（一一）。

体内に必要な酵素や蛋白質を生成するのが主な機能である臓器については、臓器全体の交換に代わるものとして、ドナー動物から採取した分泌腺の細胞を、免疫反応を防ぐ物質で包んで移植する方法が考えられる。たとえば糖尿病の治療を大きく変えると予想される人工膵臓は、十年以内に実用化されると予想されている。それは動物の膵臓から採取したインスリン分泌細胞を皮膜で包んで、決められた量のインスリンを血液中に放散させる仕組みである。

遺伝病の分子診断

分子生物学と実験遺伝学の発達で、生物学の教科書は大幅に書きかえられ、病気の診断と治療法を根本から変える土台が整った。各個体の生物学的な性質を決定するのがＤＮＡであることは、今世紀の半ばからすでにわかっていたが、そこから分子医学という新しい分野が現れたのは、ここ十年ほどの間である。分子医学は、いずれ医療のすべての側面を変えてしまうと思われるが、今、最も期待されているのは、さまざまな疾病の原因の解明、そして遺伝子スクリーニングと遺伝病の分野への貢献である。

すべての細胞のDNAには、その生物体全体の構造と機能を決定する、いわば遺伝子設計図が含まれている。その設計図の〝言語〟は、四つの塩基（シトシン、チミン、アデノシン、グアニン）の配列と、それぞれの遺伝子の長さである。人間の一つ一つの細胞には、十万に及ぶ遺伝子がすべて入っているが、実際に働いているのは、その細胞の機能に必要な遺伝子だけなのだ。遺伝子の指令によって特定の蛋白がつくられ、それがヒトの細胞、組織、器官の性質を決定する。遺伝子の指令は、核から出てきたメッセンジャーRNA（リボ核酸）の助けを借りて、リボゾーム（細胞の蛋白生成工場）へと伝えられる。そして今度はメッセンジャーRNAの命令によって、二十種類のアミノ酸の配列が決められ、特定の蛋白質が生成される。最近では、感染性以外の病気のほとんどが、遺伝子の突然変異によって、異常な蛋白が合成されたことに原因があると考えられている。


病気を初期の段階で発見するための、さまざまな遺伝子スクリーニングは、いずれごくふつうに行われるようになるだろう。しかし、そのとき〝ハイリスク〟の宣告を受けた患者に対する、治療や予防措置が確立されているとは限らない。たとえば乳癌などは、そのいい例であろう。遺伝子スクリーニングで、前立腺癌や結腸癌などを含む各種の癌、また高血圧やパーキンソン病などについても、発症の危険性がわかるようになると思われる。

広範囲な病気について遺伝子スクリーニングが可能になると、それに対する予防措置がない場合、心理的、倫理的に深刻な問題が浮上してくる。たとえば家族に乳癌の患者を持つ人が、自分も同じ病気を発症しやすいのかを知るべきかどうかは、大きなジレンマである。すでに二つの乳癌に関わる遺伝子が特定されており（ＢＲＣＡ１、ＢＲＣＡ２）、ハイリスクの患者を発見することはできる。しかし有効な予防法が存在しない以上、できることといえば、病気を早い段階で発見する努力くらいである。たとえば、ハイリスクの患者に対しては、乳房Ｘ線写真を通常より若い時期に撮り始め、六か月程度の期間で、同じことを繰り返すといったことになるだろう。両乳房切除という最終手段に訴えざるをえないケースも出てくる。それでもあとに残った組織に、癌が再発しないという保証にはならないのだ。

　医師と倫理学者がともに懸念を示しているのが、患者のプライバシー保護の問題である。病院のネットワーク化と、患者の記録のデータベース化が進み、情報をある場所から別の場所へと、簡単に移せるようになった。遺伝情報を保険会社が入手できるようになれば、間違いなく差別問題へと発展する。この懸念を受け、すでに十二の州で、遺伝情報をもとに保険の加入を拒否したり、通常より高額な保険料を設定したりすることを禁ずる法律が可決された。(二二) 国立ゲノム研究所の所長であるフランシス・Ｓ・コリンズ博士は、現在の状況をこう説明する。「私たちは誰でも、何かしらの病気に対するリスクを高める、ちょっとした欠陥をＤＮＡの中に持っている。その情報が、苦しみや病気を減らすための大きな力になることも考えられる。しかし私は、このような情報が、逆に人々の不幸につながるのではないかという、深い懸念を覚えるのだ」(二三) 議会もこの問題を重視し、集団医療組織に対し、遺伝情報に基づいて保険の適用を拒否することを禁ずる法案を可決した。

議会では、すべての医療保険会社にその範囲を広げ、さらに、遺伝情報に基づいて保険料を値上げすることも禁ずる方向へむかうよう、超党的な努力が続けられている。このような規制が、保険業界に与える影響は大きい。保険会社はもともと、リスクを査定し、できるだけ多くの情報に基づいて保険料を算定するのが仕事だ。心臓発作や腎臓病の病歴は、慣例的に査定の対象とされている。病気の発症を予測するのに、精度の高い指標となる遺伝データは、保険会社にとって貴重な情報源なのである。

哺乳動物のクローニング

ヒトのクローニングは長らくSFのテーマであったが、一九九七年に、無名のスコットランドの科学者イアン・ウィルムットが、成獣のヒツジの完璧なコピーをつくりだしたことで、一気に現実性を帯びてきた(一四)。科学者たちは、それまで何十年も、家畜などの哺乳動物をクローンしようとしてきたが、そのたびに、越えるのが不可能と思われる障壁に阻まれてきた。動物の成体をクローンする方法は、核が除去された卵子に、すでに分化の終わった細胞から採取した核とＤＮＡを移植する。受精卵の間は、すべての遺伝子が活動していて、どんな器官にも分化できる可能性がある。しかし胚が成長し、ＤＮＡが複製されて新しい細胞に受け渡されるうちに、ある特定の機能を満たすための遺伝子しか活動しなくなる。特定の器官になるようプログラムされたＤＮＡを持つ細胞を初期の状態に戻し、全能性を回復させるのは不可能だというのが、大方の研究者の意見だった。

　ウィルムットのグループによって、その意見は間違いだということが証明されたが、人間まで成長する胚をつくるには、さらに数十年の月日と、技術的な進歩、そして何百回もの核移植が必要と言われている。

　ヒト・クローニングの可能性によって、当然、さまざまな議論が噴出し、ヒト・クローニング研究も、法規制への方向へと進んでいる。ヒト・クローニングは倫理的に許されないと感じる人が多い。しかし、この問題についての論議は始まったばかりなのだ。ヒト・クローニング研究の禁止を求める大統領委員会のメンバーの一人は、厄介な問題の一例として、「政府の干渉を受けない自由受精センターができたりしたら、自分のミニチュアコピーをつくろうとする、誇大妄想狂の巣となってしまう」と主張している。(一五) ヒト・クローニング技術が完成し、倫理的にそれを許容できる理由が見つかったとき、その新たなテクノロジーをどのように管理するかが、大きな問題となるだろう。

　それより心配なのは、この章で取りあげた先進的な研究の結果、新たな診断法や治療法が生まれると、当然、誰かがその金銭的な負担を負わなければならないという事実である。今後ますます医療費が抑制される風潮の中で、技術的に可能なのに、経済的な理由で治療が行えないという、すでに大きな問題となっているジレンマが、さらに拡大することになるだろう。

五　医療の制限　イギリスの先例

「制限」という言葉は、医療の分野では、特に目にしたくない単語である。政治家は決して口に出そうとしない忌むべき言葉であるが、次第に誰もが考えざるを得ない問題となりつつある。『おれの治療を制限するな』というバンパー・ステッカーが現れるほど、大きな不安が、人々の間に生まれているのだ。国民の懸念には、それなりの根拠がある。この何十年間で、医学が急激な発達を遂げ、その分、医療費も大幅に増加した。医療提供側は生き残りの手段として、治療に制限を加えなければならないところまで追いつめられているのだ。もちろん、マネージドケア組織や、官僚の口から「制限」という言葉が発せられることはないだろう。しかし、結果は同じである——保険にさえ入っていれば、治療費はすべてまかなわれるはずだという期待はうち砕かれ、たとえ効果があると思われる治療でも、受けられなくなることが起こるはずだ。

アメリカにおいて、医療の制限がどのような形で行われるか、今のところ、具体的な形で議論されたことはない。しかしここに、イギリスという格好の先例がある。アメリカとイギリスは同じ言語と文化を引き継いでいる上、医学教育や医師の能力も、ほぼ同じ水準にある。この半世紀にわたるイギリスの経験から、資金不足の窮状に悩む、我が国の政治家たちに必要な教訓を引き出せるかもしれない。アメリカはまだイギリスほど状況は悪くないとはいえ、決して早すぎるということはない。

十年ほど前に、私は、医療エコノミストのヘンリー・アーロンとともに、イギリスの医療制限に関する書籍『痛みをともなう処方――病院での治療の制限（一）（The Painful Prescription: Rationing Hospital Care）』を出版した。当時のアメリカでは、保険加入者の医療制限など、誰も考えていなかったため、非常に衝撃的な内容と受け取られた。企業グループや米国医師会（AMA）、米国病院協会（American Hospital Association）といった、医学関係の組織を対象に、イギリスの医療システムについての講演を行ったとき、専門家であれ素人であれ、医療の制限という現象に興味を示す人は多かった。しかし、アメリカの将来像とは、まったく関係のないことと考えられていたのも事実である。「そんなこと、ここでは起こるわけがない」というのが、大方の反応だった。ところが現在では、いずれアメリカでも、正当と思う治療を受けるために、患者自身が戦う覚悟をしなければならなくなるのは間違いないと思われている。

イギリスでは、名目上すべての国民が、どんな治療でも受けられることになっているが、実は、何十年も前から、医療は制限されている。イギリスにおける一人当たりの医療費は、アメリカの三十七パーセントであり（一九八〇年の五十パーセントから、さらに下がった）、医療提供者は、臨床の場で常に苦渋の決定を迫られているのだ(一二)。一九四〇年代後半に、ナショナル・ヘルスサービス（ＮＨＳ）が始まったとき、専門家の予想では、過去の赤字を埋め合わせるため一時的にコストが急増するが、そのあとは、一定の水準を維持すると言われていた。しかし実際は、医療技術のコストが増加したため、しだいに需要の方が予算を上回るようになり、制限という手段に訴えざるを得なくなった。

イギリスでは、全国的、包括的に、医療費の上限を決めるという方式がとられている。プライマリ・ケアを担当する医師は、患者一人につき、年間いくらという形で、支払いを受ける。病院の運営についても、同じように、運営費があらかじめ決められているが、特別な装置を購入する場合や、新しい治療プログラムを行う場合には、臨時の予算がつくこともある。さらにコスト抑制を進めて、治療の公平性を保ち、限られた財源を有効に利用するために、一九九一年にサッチャー政権が、より市場主導型に近い政策を導入した。アメリカの〝管理競争〟の案を模倣した、この新しいシステムは医療提供者側に、ある程度の競争を持ち込むものだった(一三)。現在の労働党政権は、この政策は失敗だったとして、以前のシステムへ戻ることを検討している。

イギリス方式で何よりも目に付くのは、資金の分配方法が、純粋に医学的な面から見ると、非常に不合理だという点である。大きな効果が望めない治療に、多額の投資がなされているかと思うと、重要な分野の研究が、資金不足であえいでいるといった具合だ。それはおそらく、どこに金をかけるべきかを決定する際に、医学的な価値観ではなく、社会的なプレッシャーの方が重視されているためと思われる。たとえば、年輩者よりも若者の方が、はるかに手厚い治療を受けられる。また、歩行器を使わなければ歩けない股関節部の関節炎の患者と、あまり病状が表に出ない狭心症の患者では、前者の方が優遇される。また癌など、いわゆる〝難治病〟の患者に対しては、他の病気とのバランスから考えると、破格といっていいほどの予算が認められる傾向がある。ある種の癌には、まだ治療法がみつかっていないにもかかわらずだ。社会的な恐怖や偏見による圧力のため、医学上の利益よりも、他の問題を優先して資金の分配を決定する、医師や行政官の姿が全体に透けて見えるのだ。

深刻な資金難に直面し、医学上の義務と、経済的必要性の板挟みになっている医師たちは、実際の場面で、患者にどう対応しているのだろうか。イギリスの医師は、患者に面と向かってノーと言うのをはばかり、〝もっともらしい理由づけによる正当化〟によって、治療の制限を行ってきたと言われる。よほど病気が進行しなければ治療を行わないというルールを暗黙のうちに敷いて、医師と患者双方にとって望ましい治療を拒否してきたのだ。たとえば冠状動脈疾患の患者に血管形成術を受けるよう勧めるのは、アメリカならどんな医師でも即刻治療を命令するレベルよりも、さらに苦痛がひどくなってからというありさまだ。

イギリスの医師の多くが、医療を制限する過程で、社会に屈していることには気づいている。信任の厚いある医師は、次のように語っている。

資金不足のせいで、治療を受けさせる患者を、医師が選ばなければいけない状況が多いと感じます。そんな中で、自分を納得させ、夜の安眠を得るために、医師は、なぜ治療を行わないか、説得力のある理由を見つけようとする。医学的なものでも、社会的なものでも、必ず何かしらありますからね。たいていは、治療のマイナス面を誇張することで、自分の罪悪感を和らげ、患者にも納得してもらうんです。(四)

もちろん、イギリスの医師の大半は、今よりも多額の資金が必要と思っている。しかし、国家財政の現状を考えると、発展し続ける医学的技術すべてを、臨床現場で生かすのは無理だというのが共通した認識らしい。それを示す好例が、集中治療室のありかたである。ロンドンのある大学付属病院では、千床近いベッドのうち、集中治療用に割り振られたベッドはたったの十床である。アメリカの同レベルの病院なら、その十倍はあるはずだ。集中治療室をもっと拡大するべきとは思わないかという質問に対し、病室の責任者である医師は、次のように答えた。「いいえ。私たちにとっては、これでちょうどいいのです。あなたがたとは、そもそもの基準が違う。アメリカでは小規模でしょうが、たとえば、このユニットをスリランカやインドに持っていってごらんなさい。目障りでしかたない。無駄遣い以外の、何物でもない」(五)

緊急に処置を施さなければならないケースを除くと、一般的にイギリスの患者は、途方もなく長い時間待つことを強いられる。そのおかげで、医師が治療を拒否しなくてすむ場合も多い。一刻を争う手術でなければ、何週間も何か月も待たされているうちに、患者のほうで嫌気がさしてしまうのだ。同じように、専門治療が必要な患者が、まずプライマリ・ケアの医師による診察を受けなければならないことも、患者の気持ちを削ぐ原因となっている。このような方針は、はっきりと治療の拒否を謳っているわけではないが、やはり患者は、医療の選択肢を減らされたと感じる。〝制限〟という言葉が、イギリスにおける予算分配の議論で使われるようになったのは、ほんのここ数年のことである。

　一九九五年に行われた、地方保健局の調査によれば、医療の制限は、効果のほどがわからない治療ばかりではなく、予防的な措置にまで及んでいる。妊娠時の超音波診断、骨粗鬆症、動脈瘤、結腸癌などのスクリーニング検査、明らかな効果がある静脈瘤手術や、不妊治療一般も、減らされる方向に向かっている。ある著名な評論家はこう語る。「医療の制限はＮＨＳとともに始まった。最初はさりげない形で行われていたが（順番待ちの長い列、うんざりするほど長い待ち時間）、次第に露骨な形になっている。糖尿病患者が透析を拒否され、老人が集中治療を拒否され、アルコール中毒患者が肝臓移植を拒否される。[六] 保守党に取って代わった労働党政権は、ＮＨＳに新たに資金を投入し、どんな治療に対しても制限を緩和できるようにすると公約していた。しかし、現実問題として、財政困難の壁に抵抗できるのか、実現するまでは、まったくわからない状態である。

　表向きは平等主義を謳っているイギリスのようなシステムでも、富裕階級や情報通は、予算削減による影響を免れてきた。順番待ちの長い列を避けるために、股関節の交換やヘルニアの治療までカバーする保険に個人で加入すれば、たいてい数日から数週間のうちに、一流の医師による手術が受けられる。ナショナル・ヘルスケア・ホスピタルのような一流の病院でしか行えないという理由で高度な治療を拒否されるような場合でも、イギリスの富裕階級、あるいは有力者は、ノーという返事をそのまま受け入れたりはしない。制度をかいくぐるために、さまざまなテクニックを駆使するのだ。たとえば医学界に影響力を持つ友人に電話をかけるといった行動である。股関節交換の手術は、何歳であってもなかなか受けられない治療である。だがエリザベス女王陛下のご母堂は九十三歳でその手術を受けることができた。

イギリス以外のヨーロッパ諸国では

アメリカでは、十年以上前からすでに、急増する医療費の対策に頭を悩ませていたが、政府の手厚い保護を受けてきたヨーロッパ諸国の医療制度が、コスト上昇のあおりを受け危機にさらされ始めたのは、ここ数年のことである。西側のヨーロッパ諸国が、初めて医療費の危機に直面し、効果的なコスト削減策の必要性を認めるようになったのだ。フランスとドイツでは、イギリスと同じく、この問題の主たる原因として、システム自体の効率の悪さ、そして、医師と患者によるシステムの濫用という、二つが指摘されている。それらを解決するために提議された対策案は、おおすじで似たりよったりである。市場原理とマネージドケアを導入して、コスト削減の動機を与えるという策である。医療記録のコンピュータ化をさらに進めることも、コストの監視と抑制の一手段として、不可欠とされている。

フランスの医療体制は、一九九〇年以降ずっと赤字が続き、その額が年間六百五十万ドルから八百万ドルにも達しているため、政府が何らかの手を打つべきだというプレッシャーが強まっている。アメリカのマネージドケアと同じように、患者が自分の意思で、一般医にかからず、直接専門医の診察を受けることも、次第に認められなくなっている。仏政府は、慣習的に薬剤費の六十五パーセントを支払ってきた。この負担を緩和するため、一九九六年にフランスの首相が、製薬会社に対し、五億ドルを健康保険基金として〝援助〟するよう、命令を出した。これまで政府の補助金によって、大きな恩恵を受けてきたというのがその理由だった。さらに、なりふりなど構っていられないように、年間の支出の増加を二・一パーセントに抑えるよう医師に命じたが、その年の前半ですでに前年の支出を六・一パーセントも上回っていた。あるフランス人医師は、こう言った。「医師が医療費を節約しようとしていると知っても、患者はそれまでどおり医師を信頼してくれるのだろうか（七）」。フランス疾病保険財団の代表は、最近、次のようなコメントを出した。「我々が望んでいるのは、システムの効率化によって無駄を減らし、医学的な恩恵を減らさないようにすることだが、今のプランでは、〝少なすぎて遅すぎる〟ことになりかねない」。これは、珍しいほど率直な意見である。やはりこの政策がうまくいかないことは、目に見えているのだ。

　ドイツでは、マネージドケアへの移行が迅速に行われた。「我々のシステムは、大きなＨＭＯのようなものです」。ドイツの保健省のグンナル・グリズヴェル博士は言う。医者に対するプレッシャーは強烈で、予算を超過することがあれば、医師の報酬がカットされる。オランダでは、治療の成果を厳しくチェックして、決定的な効果が認められない措置については予算を削るべきだという動きがある。そうなれば、現在行われている治療の半分以上は排除されることも考えられる。また、治療効果の解釈の混乱をめぐる問題が噴出して、政策を実行する上で大きな障害となるだろう。

カナダのシステム

シングルペイヤー方式（税収を財源に、単一の組織＝政府が、国民全体の医療費を負担する体制）を採用しているカナダでは、統一されたシステムの管理運営費を抑えることで、コスト上昇の問題を、大幅に緩和できると言われている。アメリカに比べて、これらのコストがはるかに低いと強調されすぎるせいで、アメリカも集中方式に移行するべきだという意見に傾く人が増えている。(八)しかし、信頼性の高い機関で分析したところ、アメリカにおける（病院の）管理費は、原価計算の方法の違いを調整すれば、カナダと比べても決して高くはないという結果が出た。(九)

カナダのシステムの方が効率的かどうかはともかく、このところトラブルが多発して、医療制度に対する国民の信頼が、揺らいでいるのは確かである。カナダも、医療費の上昇に頭を痛めている他の国々と同じ問題を抱えているのだ。予算削減による病院の統廃合、看護スタッフの減少、そして診察を受ける患者の長い待ち時間。プライマリ・ケアの医師の診察を受け、専門医による診察を勧められた場合、予約はたいてい八週間も先になる。深刻な人員不足や、ＭＲＩ、ＣＴスキャナー、開胸手術のための装置の不足が、治療の質の低下を招くのは明白である。

この問題は、毎年少なからぬ数の医師が——一九九一年から一九九四年で、五万五千人のうち二千五百人(一〇)——カナダを出る一因にもなっている。自分の望むハイテク治療が受けられない患者も、アメリカの病院に、治療の道を求めてやってくる。あるカナダの新しい営利団体は、アメリカの一流施設と契約を結んで、先進的医療処置の権利を、安い値段で手に入れている。これらの権利はカナダの保険会社に転売され、その保険会社が外国で医療を受けたいという患者と契約を結ぶ。このような否定的な報告には、誇張があると思われるが、手元にある情報からは、カナダが高度な治療を維持しながら、コスト抑制の問題を解決した例であるとは考えられない。

六　アメリカにおける、マネージドケアと医療の制限

カリフォルニアのカイザー・パーマネントのような、革新的な組織によってリードされていたアメリカにおける初期のマネージドケアは、医療の質を落とさずにコストを削減する鍵になると、ほとんどすべての関係者が考えていた。一九五〇年代から一九八〇年代のマネージドケア組織（ほぼ例外なくＨＭＯ）では、サービスごとに支払いを行う出来高払い方式よりも、はるかに低いコストでサービスが提供され、しかも、治療の制限はなかった。理由はごく単純である。この間のＨＭＯの会員一人当たりの入院日数は、出来高払い方式に比べて三十パーセントも少なかったのだ。(一)これは、患者の利益にならない、不必要な入院治療を削ることで実現したものであったため、治療の質が下がる心配もなかった。これまでの研究では、コスト削減に寄与していると思われる他の要因は見つかっていない。(二)特に、熱心に勧められている健康維持という視点からのアプローチ、つまり予防的な医療や、コーディネートケアを強調しても、患者の利益に貢献する、あるいはコスト削減に効果があるという、証拠はないということだ。

ＨＭＯの保険料や、支出の〝水準〟が、出来高払い方式よりも低いのは確かだが、コストの〝上昇率〟については、両者の間に大きな違いはない。[三] ＨＭＯが次々と現れる新しい医療テクノロジーに対応したサービスを患者に提供するなら、そのような結果になるのは当然である。また、アメリカの医療システム全体が、入院日数の短縮を進めているため、ＨＭＯの初期のセールスポイントであったコスト減少の恩恵も、ほとんどなくなってしまった。競争力を保つため、マネージドケア組織は、サービスの量、そしてある程度まで、質を制限するという方針を打ち出した。アメリカ人の多くは、保険に加入していれば、適正な治療を拒否されることはないと考えている。しかし医療システムのコスト削減策がすべて行き詰まっている以上、いずれは、一部の患者に対して、治療を行わないといった事態が必ず起こるようになるだろう。

最近になって、国民や政治家が、この不愉快な状況を認識し始めたため、深刻な問題として注目されるようになったが、それが不可避な現象であることは、少なくとも十年前から明白であった。一九八八年に私が〈ウォールストリートジャーナル〉に書いた論説は、当時としては悲観的すぎると受けとめられたが、十年たってみると、その予想はほぼ正しかったと言える。

ＨＭＯが競争力を保つためにサービスを縮小しても、しばらくの間は患者に気づかれずにすむだろう。高額な検査が切り捨てられたり、診察が省略されたりしても、ほとんどの患者は、気がつかないはずだ――この手のことは、一定の範囲内で行っていれば、隠すことなど簡単である。しかしその戦略が限界に近づけば、ＨＭＯが取るべき手段について、率直に口にせざるを得なくなる。市場の基準に合わせて、価格、サービスの範囲、そして質によって、自らの組織の差別化を、公然と推し進めるようになるはずだ。現在のような競争の激しい市場では、医療団体の多くが、倹約するどころか貪欲にならなければ、生き残れない。しかし何より重要なのは、雇用主や政府が、HMOは財政危機を救うための万能薬だという幻想を、きっぱりと捨てることである。（四）

医療提供者側は、コスト削減への圧力が、これまで以上に高まっていると感じている。多額の負債を抱え、倒産の危機にさらされた病院は、マーケットシェアを維持、上昇させる方策を探っている。しかし入院が必要な患者の数が減っている現状では、マネージドケア組織との契約交渉で、不利な条件を呑まざるを得ない。一方でマネージドケア組織は、保険料を安くしろという雇用主からの圧力により、病院と医師に対する支払いを抑えなければならない。特に、収入のうちどの程度が、実際の治療に使われているかを示す〃損害率〃を下げようとする。医師をはじめとする医療従事者は、患者にできるだけの治療を提供したいという自らの希望と、新たな厳しい医療市場での生存競争の狭間で、苦しい立場に立たされる。医学界での職を一度失えば、再び見つけるのは難しく、誰もが消耗品として使い捨てられる可能性がある。

そのような圧力から、今後さまざまな形で制限が現れるだろう。すでに起こっている二つのタイプとして（一）骨髄移植など、非常に高額な措置を限定する、（二）特別な治療を含まない（それでも全体的にコストが高い）一般的な疾病治療全般のレベルを下げる、などがあげられる。マネージドケアに携わる医師は、個人的に診療を行うときと、まったく正反対の態度を要求されることになる。

出来高払い方式が原則の開業医の立場としては、保険に加入している患者に対し、医療コストに関係なく、できる限りの治療を行うのが当然である。診療や検査の回数が増えても保険がカバーするため、患者自身の負担が増えることはない。そのようにコストの心配がない状況では、過剰な診療を招きやすい。そこには、患者の健康を守るという動機ばかりではなく、医療過誤裁判を避けるため、いわゆる自衛的医療に傾くという事情がある。財政的な困難のために検査設備や撮影装置が購入できない医師も多く、それも過剰診療を正当化する原因となっている。

マネージドケア制度の導入によって、医師の決定権は以前よりもずっと縮小した。現在のマネージドケアにおいては、明らかに無駄と思える治療を特定し、削減するのも、医師の重要な役割である。事実、増大し続ける経済的なプレッシャーによって、わずかな効果しか期待できない治療を拒否する、あるいは患者に勧めないという態度を、医師たちは強く求められている。その結果、医師が患者に対してどんな治療を行うかを決定するとき気にするのは、その患者の利益ではない。より現実的な指標は、限られた予算の中で、いかに治療効果を上げるかということなのだ。

不自由の徴候

マネージドケアによる変化で、治療を受ける上でのさまざまな障害が出現しつつある。たとえばニューヨーク州の調査では、十八のＨＭＯのうち十三の組織を、患者が診療の予約を取れず、低水準の治療しか受けられない、標準以下のレベルと指摘している。(五) マンハッタンのあるＨＭＯでは、産科医の六十九パーセント、小児科医の四十パーセントで、ごく一般的な検査の予約が取れなかった。このような医療提供側に不利なデータは入手が困難だが、マネージドケアが最終的に何をもたらすか、いくつかの共通した現象は明らかになった。

・予約の取りにくさ、診療所での長い待ち時間が、患者の治療への意思を削ぎ、同時に治療の質を低下させる。
・患者一人当たりの診療時間が極端に短くなる。
・治療効果の高い最高水準技術は、医学コミュニティの専門家に広く受け入れられるまで、〝実験的〟治療とされる（つまりマネージドケアプランでは、カバーされない）。
・医師が治療を行うにあたって、特に高額治療について、医師以外の者から許可を得なければならないことが多くなる。
・特定の治療に対して保険が適用されないことが、非常にわかりにくい形で契約書に記される。サービスの内容について患者から不満を訴えても、マネージドケア組織が調停の主導権を握っている。
・患者が加入しているマネージドケア組織に属さない病院で、緊急治療を受けた場合、払い戻しを受けるのに、煩雑な手続きが必要となる。
・メンタルヘルスサービスが厳しく制限される。特に、心理療法は保険が適用される回数が決められ、また心理療法と薬物療法を同時に受けることは認められない。この方針を採用したマ

ネージドケア組織は、約二十パーセントも支出を削減したと言われている。（六）

このような現象が、臨床の現場にどのような影響を与えるか、はっきりとした統計はないが、医療の質の変化を〝患者がどう見るか〟については、さまざまな意見が現れている。だが、その内容は決して安心できるものではない。一九九七年後半に、ハーバード大学とカイザー家族財団が行った調査では、マネージドケアに対して不信感が広がっていることが露わになった。

・回答者の六十パーセントが、マネージドケア制度によって、診察時間が短くなり、専門医の診断を受けにくくなったと答えている。

・五十パーセントが、自分が病気になったとき、加入しているマネージドケア組織は、最適な治療を施すことより、経費の削減を重視するのではないかという懸念を示している。

・自分の保険プランをAあるいはBと採点した回答者は、出来高払い方式の保険加入者では七十六パーセントだったのに対し、マネージドケアでは、六十六パーセントだった。またDあるいはEと採点したのは、マネージドケアでは十パーセントだが、出来高払い方式では、たった四パーセントだった。

・マネージドケアが医療のコストダウンを進めると答えたのは、回答者の二十八パーセントにすぎない。

カイザー家族財団（独立したヘルスケアに関する慈善団体で、ＨＭＯのカイザー・パーマネントとは無関係）の会長である、ドルー・アルトマンは、この調査結果について、次のように語る。「マネージドケアは、医療市場では勝利を収めるかもしれないが、世論との戦いで敗れる危険がある」(七)。

州及び連邦において、すでに治療拒否を禁ずる法が制定され始めている。国会と州議会は、マネージドケア組織による治療拒否を、阻止するための法案の対応に追われていると言っていいだろう。千を越える同種の法案が三十九の州で提出され、そのうち約百が国会へと提出された(八)。一九九六年に二千件を越えるＨＭＯへの不満の訴えがあったカリフォルニア州では、一九九七年後半、およそ百件の法規制案が審議された。

これらのイニシアチブ（国民発案）の中には、マネージドケアプランに含まれる治療と、除外される治療について、患者にもっと詳しい情報を与えるよう求めるものもあった。他にも、治療を不当に拒否された患者救済の道を開くもの、治療拒否を決定した医師への経済的報酬を禁止するもの、などが含まれていた。女性患者が直接、産科医の診断を受けること、緊急でネットワーク外の医師の診療を受けたとき、たとえそれが不必要な診療と判明しても、保険の適用を認めることを命じたものもあった。現在までのところ、最も力が入れられているのは、医師が組織の干渉なしに、入院日数（特に分娩と乳房切除手術）を決定し、選択が可能なすべての治療方法について、患者と話し合う権利の回復である。だが、統合的、総合的な法規制の方針がない状態では、ある一面で規制の効果が現れたとしても、それが別のコスト抑制策を生むという、堂々巡りが繰り返される可能性もある。

医師への箝口令

マネージドケア組織と医師が交わす契約の多くに、秘密条項、すなわち〝口止め条項〟が入っている。治療プランへの不満を生むような情報を、医師が患者に教えるのを防ぐためだ。医師は、組織側の許可なしに、治療プランについて話すことを禁じられている。また決定の基準となるガイドラインや、支出を一定の予算内に抑えると契約で取り決められていることも、口にしてはならない。

そういった制限がお互いの信頼関係を著しく損なうという不満の声が、医師と患者の双方からあがっていた。最近になって、連邦と、マネージドケア組織組合が、契約上、治療方針の話し合いを制限することは認められないという結論を出した。このような規制が、どれほどの効果があるかは不明だが、議会はすでにそれらを強化する法案を起草している。だが、常に規制の一歩先を行こうとするアメリカ医療プラン協会（American Association of Health Plan）もまた、加盟組織に対し、報酬の基準を医師が患者に明かすことを阻止するよう、指導している。たとえばコストを抑える努力には経済的な報酬が受けられるが、予算をオーバーすると罰則が与えられるといった内容を、明かしてはならないことになっている。マネージドケア組織が、どれほど医師の権利を守ろうとするか、常に不安はある。この点についても、連邦法という圧力で、全国的に徹底をはかる必要があると思われる。

専門治療の限定

マネージドケア組織がコストダウンの一環として、専門医の数を減らしたため、専門医の診断に回されるケースが少なくなっている。その結果、胃腸病、心臓病、腎臓病などの優秀な医師が、家族医療、小児科、一般内科などを受け持つことを余儀なくされている。そうなると、当然、複雑かつ困難になっている治療についても、一般医が、責任を持たなければならなくなる。専門医の中でも、同じような変化が起こっている。たとえば、複雑な手の手術を行うには、そのような手術を専門とするスペシャリストが必要であるにもかかわらず、整形外科医が行わなければならないといった事例である。

治療が困難な病気や、まれな病気については、専門医による治療で目覚ましい効果があがるのは間違いないが、心臓発作のように、比較的ありふれた病気の措置に関して、専門医が必要かどうかとなると、意見が分かれる。最近の研究では、心臓発作の際、プライマリ・ケアではなく、心臓病専門医の治療を受けた患者の方が、予後がはるかにいいという結果が報告された(九)。一年以内の死亡率は、専門医が担当した患者の方が、一般医の患者より十二パーセントも低い。その要因としては、専門医の方が、幅広い専門的技術や、薬品の使用法を知っていることがあげられる。この死亡率の差を埋めるためには、心臓発作の患者すべてに、心臓病専門医の治療を受けさせる以外にないだろう――専門医の数を減らそうとする医療プランに、大転換を迫る提言である。他の分野の専門医が、同じようなデータを集めて、自分たちの能力を見せつけられるかどうかはわからない。マネージドケア組織は、これまでのところ、専門医の人数を決定するまでの経路と、その理由について、当然、堅く口を閉ざしている。

病院業務の削減

マネージドケア組織が打ち出した数多くのコスト削減策は、特に入院措置に関するコストをターゲットにしている。その結果、これまで決して手をつけるべきではないと考えられていた領域に、さまざまなコスト削減努力が及ぶのを目にすることが多くなる。

・危険な状態にある患者にとって重要な空間であった術後回復室の使用が減り、患者は手術室から直接、一般病棟に送られる。
・イギリスのように集中治療室のベッド数が減少し、配置される人員や新たな装置の導入も縮小する。
・これまでよりも入院日数が短縮され、それとともに退院後の合併症の発症が増加する。
・現在にもまして正看護師の数が減り続ける。報酬の高い上級看護師は、絶好の解雇ターゲットとなり、その穴を経験が未熟な看護師で埋めるケースが増える。
・慢性的な人手不足で、患者の苦痛や緊急事態への対処が遅れる。看護師以外の職員も削減され、レントゲン撮影、食餌療法、理学療法などにおける、医療の質が低下する。
・造影剤などの消耗品が、低価格低品質のものに代えられる。
・スタッフが時間に追われ、高度なトレーニングに必要な厳密な指導ができないため、大学付属病院における病棟での指導プログラムが短縮される。
・大型の新装置の購入に際しては、厳しい審査が必要となる。その結果、ハイテク医療器具メーカーは、新たな装置の研究開発に高額な投資を行うのを躊躇する。(経営面からは、修理済みの中古品が好まれるようになるだろう。）

失われるヒューマニズム

これまで論じてきた、医療の技術面、経済面での制限によって、人間的な痛みや苦悩を軽視する傾向が生まれるのは、治療制限の隠れたコストである。この詳細について掘り下げるのは、他の人にお任せするが、コスト削減により、介護者が、病気の不安を患者から取りのぞこうと、話をする（あるいは話を聞く）時間が減るのは明らかである。

私自身、家族の中で起きたつらい経験から、この問題を真剣に考えるようになった。一九九四年の終わりに、四十歳になる息子が、手術が不可能な肺癌と診断された。病気と闘っている間、彼は、重病人として大都会の病院で過ごすとはどのようなことか、〈ボストングローブマガジン〉に記事を書いた。(一〇) 特に、医師や介護者が、自分を対等な人間として扱い、手を差し伸べようとするちょっとした行為、たとえば優しい言葉をかける、そっと体に触れるといったことで、どれほど心が安らいだかを詳しく述べている。同時に、コスト削減のプレッシャーが増大しようという時代に、このような医療の人間的側面がどうなるか、深い懸念を覚えたとも言う。彼自身の言葉が、それをよく表している。

この秋までの私の経歴を見ると、相当に長い時間、医療問題専門の弁護士として（最初は州政府、そして後には私的セクターで）仕事をしていたことになる。医療政策、管理運営、法規制、契約といったことについては、かなりわかるようになった。しかし、医療を施すことについては、ほとんど知らなかった。それがすべて変わったのは、一九九四年十一月七日、四十歳にして、進行性肺癌という診断を下された時だった。それに続く何か月間か、化学療法、放射線治療、手術をはじめ、ありとあらゆる新しい治療を受けたが、そのほとんどが大きな苦痛をともなうものだった。私にとっても家族にとっても、悲惨な経験というほかない。それでも、人の心の暖かさが、苦痛を和らげてくれる瞬間もあった。苦境の中で、私は、並外れて多くの人間的な思いやりに囲まれていた。そのような優しさ――介護者との、ほんの少しのふれあいでいいのだ――が、耐えがたきを耐えられるようにしてくれた……。

患者として過ごす中で、医療とは検査や手術を行ったり、薬を投与したりすることだけではないことを学んだ。そのような機能も、もちろん重要だが、それらは始まりに過ぎない。私がお世話になった人々のように、技術も知識も秀でた介護者にとっては、患者に希望を与え、単なる病人ではなく、人間らしい気持ちを取り戻させることが大切なのだ。何度も何度も、彼らはさりげなく私に触れ――手を握ったり、そっと手を添えてくれたり――安心させようと言葉をかけてくれた。ある意味で、病気の治癒へと望みをつなぐはずの放射線や化学療法よりも、このような静かな思いやりを受けたときの方が、癒されたように感じた。

私は自分の受けた治療に対し、患者として非常に感謝している。しかしなぜ私が、このような心暖まる経験ができたのか、不思議に感じないわけにはいかない。マサチューセッツ・ゼネラル・ホスピタルの、ひときわ高い医療水準のおかげだろうか。たまたま出会った、優秀な介護者のおかげなのだろうか。それとも、父と兄がボストン学術研究所で教育を受けており、MGHの上級医師とのつながりがあるという、家族のコネクションの恩恵を受けたのだろうか。私としては、自分のこの経験は、偶然でもコネのおかげでもなく、医療環境が、患者の扱いに影響が出るほどには、まだ変わっていないという証拠と思っている。

それが事実とすれば、このような人間的アプローチは、あとどのくらい続くだろうか。現在及び未来に起こるメディケイドとメディケアの経費削減で、病院での治療は大打撃を受けるだろう。マサチューセッツ州は、すでにマネージドケアのターゲットとなり、今後はその基本原則に拍車がかかるだろう。つまり、効率化、時間と経費の節約、予算削減である。そして営利目的の保険会社と、巨大病院チェーンが、初めてマサチューセッツに入り込もうとしている。コスト至上主義がはびこれば、職員数の減少と士気の低下は免れない。患者に希望を与え、治療の過程の力強い支援となる、患者と介護者の心が通じ合う貴重な瞬間を、病院は今後も育んでいけるのだろうか。

時間——マネージドケアの医師や看護師に、絶対的に不足しているもの——は、患者と介護者の間に、密接なつながりをつくるため、必要不可欠なものである。どれほど人の心がわかる介護者であっても、時間がなければ患者の心を癒すことはできない。国立癌研究所に勤めている友人は、師の言葉を引き、次のように言う。医者が悪い知らせを患者に知らせるときには、ふつうより時間をかけなくてはならない——病状を説明し、質問に答え、安心させるために。

しかし必要なのは、時間ばかりではない。介護者が患者と心を通わせるよう促され、訓練されなければならない。聞くところによると、現在の医学教育では、医師と患者の関係の重要性を強調し、その絆が最終的には双方の人間性を、再確認するものであると強調されるということだ。ハーヴァード・メディカル・スクールの高名な教授で、自身も癌の患者である人物は、かつて学生にこう教えた。「患者を治療するときの秘訣は、患者のための治療を行うということだ」。

この経験から私は、息子はこのような人間的な看護の恩恵を受けられる、最後のグループになるのではないかと感じ、このようなよき習慣が、病院や医師が大きなプレッシャーにさらされるこれからの十年を生き延びるのか、考え込んでしまった。特に気になるのが、病院内の看護から人間的な要素を削っても、せいぜい、一時的に人件費が抑えられるだけの結果になると予測されることだ。ヒューマニズムを犠牲にしても、技術革新で増え続ける支出を抑制するための手段とはならない。単に、治療の最も重要な部分を損なう結果に終わってしまうのだ。

ターゲットは老人とターミナルケア

これまで論じてきたコスト削減策は、医療の全般に関わるものだが、特に老人と末期患者の治療に対する影響が大きいと思われる。イギリスでは、老人はすでに人生を楽しんできたと見なされ、命を脅かす病気でも、積極的な治療は行われない。入院はいやがられるばかりではなく、実際に規制されており、特に集中治療は、厳しく制限されている。いずれアメリカでも、このような不文律が幅を利かせるようになるだろう。すでに著名な医療倫理学者が、七十五歳を越える患者に対する延命治療は抑制するべきだと述べている。

若者はこの方式を気に入るかもしれない。しかし、多くの倫理的問題は別としても、医療費上昇を抑制する効果はさほど大きくないだろう。現在、アメリカで七十五歳以上の人口が占める割合は、全体の六パーセント以下である。しかし老人一人当たりの医療費は、全米平均の三〜七倍にものぼり、年間医療費の五分の一を占めている。しかし突然、この三分の一を削減しても――健康な老人が溺れたとき救命措置を拒否せよと言う人はいないはずなので、これは非常に高い目標である――総医療支出が、一時的に数パーセント減少するにとどまると思われる。(一二)

また、回復の望みがないと診断された患者への、延命措置に対するプレッシャーも増大するだろう。この分野を削減のターゲットとするには、絶好の理由がある。終末医療のための費用は、医療費全体の十パーセントから十二パーセントを占めていて、さらに、病気の末期に大がかりな治療を施しても、その効果については不明確であり、逆に、不必要な苦痛を患者に与えるとも考えられるからだ。

しかしその種の治療を制限することで、長期的なコスト削減効果が望めるかどうかは、疑わしい。過去の実績から、積極的な治療を行わなければ、経費がどのくらい節約できたかを計算するのは簡単だが、本当に回復の望みがないのか、あるいは、積極的な治療を行えば効果が期待できるのか、そのような判断をするのは、はるかに難しい。さまざまな研究によって計算されたコスト削減率は、ゼロから十パーセントというささやかなものである。規模の大きい調査ほど、また観察期間の長い調査ほど、低い数字が出ている。この問題を解決するには、もっと計画的かつ統制された試みが必要だろう。

事実の公表を

医療の制限が今後ますます推し進められるのは、ほぼ確実となった。そこで私たちは、巨額だが限りある我が国の医療費を、どのように分配するかという問題に直面することになる。イギリスのような〝どさくさまぎれ〟のやり方、つまり無言のうちに、場当たり的な対応をするのが、最も実際的で、政治的にも受け入れられやすい方法かもしれない。しかし、アメリカ国民の間に、自分たちが受ける――あるいは受けられない――医療への不安が広がっている現在、暗黙の理解と、ことさらに婉曲な表現で切り抜けようとするのは得策ではない。次の章では、どうすれば資金の分配という難題に、より開かれた、筋の通った形で取り組むべきかについて論じる。答えを出すのは簡単ではないだろう。しかし、ここで問題を避けて通ろうとすれば、医療システムは混乱を続け、保険に入っているから安心と考えていた国民が、いつのまにかルールが変わっていることに、ある日突然気づいて、あわてふためくという事態を引き起こすだけだろう。

七　より公正な制限のための戦略

医療費の分配は、医師をはじめとする病院関係者による日常業務における、何千という小さな決定が積み重なって決まることが多く、ある治療におけるコストと利益の関係を、体系的に深く評価して決定されるわけではない。実際、これらの決定を審査する現実的な手段はないし、今よりも厳密な理論を持ち込むのも不可能と思われる。急性疾患治療に対する支出の約半分を、心臓手術、臓器移植、集中治療室の入院費など、非常にコストの高い措置が占めている。（二）少なくとも、これらの高額治療を行うべきか、あるいはあえて行わないでおくべきかの決定に、今後は何らかの形で、きちんとした調査が必要になるだろう。特に連邦や州が、マネージドケア組織に対し、保険がカバーする治療の基準の明確化を求め始めている現在、正当と思われる基準を定める必要性が、ますます高くなってくるはずだ。

　オレゴン州は、高額医療の制限について、体系的かつ明確な基準を採用した最初の、そして今のところは唯一の州である。オレゴン方式には大きな欠陥があるものの、限りある医療費をどのように分配するか明らかにするという、先駆的な努力は賞賛に値する。この制度は、予算の額によって、州が助成するそれぞれの治療にどの程度の医療費を使えるかが決まる。そして特定の疾病と治療の組み合わせをランク付けする（関節炎には股関節の交換、心臓発作には冠状動脈バイパス手術、など）。予算によって決定された一定の基準を越えた治療は、特定の患者に対する治療効果がどのくらいあるかにかかわらず、すべての患者がその治療を受けられることになる。

しかしこのプランには、大きな問題が三つある。第一に、対象者がメディケイドの受給者、つまり低額所得者に限られているという点。これには、公平性という側面から疑問が投げかけられている。第二に、疾病の種類を少なくしようとするあまり、性質や程度の違った病気を、ひとまとめに扱っていること。第三に、これが一番厄介なのだが、オレゴン方式では、それぞれの病気と治療の組み合わせに、ただ一つの治療効果しか認めない点である。同じ治療でも、病気の進行程度、患者の年齢、併発している病気など、個々のケースによって、結果が違ってくるということを無視しているのだ。患者によって結果が大きく違う場合、特定の病気に対する、特定の治療法の効果をランク付けするのはほとんど意味がない。

たとえば食道狭窄症でものが飲みこめないという症状一つをとっても、程度はさまざまで、それによって必要とされる処置はまったく違ってくる。軽度のものなら、薬と食餌療法だけでコントロールできる。しかし重度になると、機械で食道を広げなくてはならない。さらに症状が進めば、手術が必要となる。矯正手術がうまくいかなかった場合、腸の一部を切り取って、食道に移植しなければならないこともある。これは特に肺や心臓に疾患を持つ患者には、危険な処置である。このような病気の場合、治療コストも、患者に対する治療効果も、一定の枠にはめることはできない。オレゴン方式では、食道狭窄の場合、手術のみに助成金を支出しているが、患者にとって手術が適切な処置ではないことが多く、結局は資金の無駄遣いでしかなかったということになる。

大腸癌の手術についても、治療効果のランク付けは無意味だ。腫瘍が腸の内壁に限られていれば、手術で八十パーセントから九十パーセントの患者は、その後十年以上生きられる。しかし腸壁を破っていれば生存率は大幅に下がり、隣接するリンパ腺にまで広がっていれば、三十パーセント強にまで落ち込む。そして体の別の場所に転移していたら、手術をしても、腸閉塞の治癒以外の効果は望めない。

これらの例が示す通り、すべての臨床的な状況とその治療法を、一つの基準でランク付けしたり、そのランク付けに基づいて助成金を出すかどうかを決定するのは、あまりにも事態を単純化しすぎている。疾病そのものの程度を区別しない、あるいはその病気以外には悪いところのない患者と、他の病気を併発している患者の区別をしないシステムは、不完全と言わざるを得ない。医療費を公正に分配するには、このような融通の利かない、オール・オア・ナッシング的な方法を改めなければならない。オレゴン方式の意図はよくわかるが、不適切な配分が必ず現れるはずだ。つまりオレゴン州の体制では、限りある医療費に対して、最大の医療効果をあげることはできないということだ。

公平な医療を行うにはどうすればいいのか

理論的には、医療の分配に関して、もっと公平な原理がある。この理論を突き詰めれば、やがて医学的にも、倫理的にも受け入れられやすい、医療制限のシステムへの道を開くことになるかもしれない。この目的は、ある特定の高額な治療を、完全にやめてしまうのではなく、最も大きな恩恵を受ける患者だけを対象として、行うことである。高額な技術に投じられた最後の一ドルまで、同等な利益を生むよう作られた戦略である。ミクロ経済学ではよく使われる原理だが、これまで医療費に適用されたことはなかった。

期待利益と利益曲線

違った技術に投じられた一ドルが、同等の利益を生み出すようにするためには、それぞれの患者の〝期待利益〟を比較しなければならない。〝期待利益〟とは、ここでは、ある治療行為の成功率と、患者にとっての価値（苦痛の緩和、運動性の向上、延命などで測定する）をかけ合わせたものを言う。式にすると、EB＝P×B（EBが期待利益、Pが成功率、Bは特定の患者にもたらされると思われる利益）という、ごく単純な形である。成功率あるいは、患者の利益の数字が上がれば、期待利益も上がり、どちらかが下がれば、期待利益も下がる。

同じ疾病であっても、患者によって、その程度や合併症も違っている。そのため、同じ治療

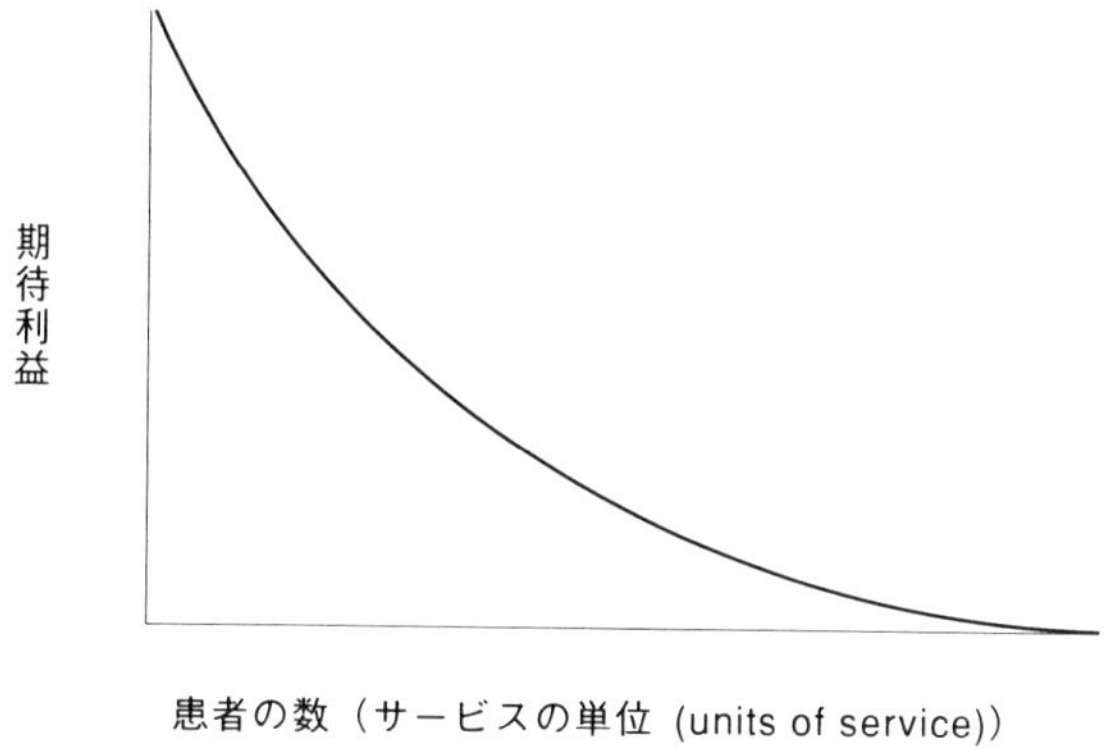

図　期待利益の仮説的なグラフ。期待利益は、治療によって好ましい結果が得られる確率と、その利益の大きさをかけたもので、縦軸で表される。治療によって大きな利益を受ける患者（このグラフでは左側）もいれば、限定的な利益しか受けない患者（右側）もいる。利益曲線の形は、治療の種類と条件によって、大きく異なる。

でも、その効果は、命を救うというレベルから、ゼロまで、大きな幅がある。そこで、患者グループを最も大きな治療効果が見込まれる者から、効果の期待できない者までを順番に並べ、それぞれの期待利益を座標に示していくと、〝利益曲線〟を描くことができる。**図**は、特定の疾病に対して、ある治療を受けた患者グループの期待利益を示した仮説的なグラフである。この場合、左側にプロットされた患者ほど治療による大きな効果が得られ、右側にいくほど、効果が少ないということになる。

　治療の種類によって、期待曲線はまったく違った形になる。限られた資金を、さまざまな治療に分配して、最大の効果をあげるために行うべきことは、すべての曲線で、限られた予算内に収まり、ほぼ同等の効果が見込まれる、切り捨てポイントを見つけることだ。現実的に考えると、曲線の上部（大きな治療効果が見込める）患者は、あまり心配する必要はないだろう。一方で、曲線の下部、つまり、あまり治療効果が望めない十パーセントから十五パーセントの患者が、予算分配の際、切り捨てのターゲットにされると思われる。

さまざまな技術における期待利益の比較は、コストがほぼ同額ならば簡単である。しかし現実的に、そうはいかない場合が多い。そこで、さらに正確な比較をするために便利なのが、〝一ドルあたりの期待利益〟である。これは期待利益の数値を、その治療のコストで割った、一ドル当たりの利益を比較する数値である。期待利益が高くても、その治療にかかるコストが高額ならば、この数字は低くなる。たとえば、ある患者が心臓移植を受ける期待利益が高くても、二十万ドルの費用がかかるとすれば、期待利益が低くても、五万ドルの股関節交換の方が、一ドルの期待利益が高くなる場合もある。

これが違ったタイプの支出を比較する指標となる身近な例として、家計のやりくりを考えてみるとわかりやすい。収入が一定で、そのすべてを生活費として使っている家庭で、車が必要になったとしよう。古い車は壊れる寸前だが、仕事に行くために車は必需品だ。貯金がないので、家計費の項目の中から予算を削って、車の購入資金に充てるしかない。どの項目も、予算削減の対象となりうる——光熱費、食費、被服費、保険料、娯楽費、教育費、医療費など。このような状況では、一つの項目を全額削るのではなく、いくつかの項目から少しずつ、車を購入する資金に回す方が、現実的だろう。冬場に暖房の設定温度を低くしなければならないとしても、暖房をまったく使えないという事態は避けられる。映画に行く回数は減るかもしれないが、まったく行けないということはない。何をどのくらい削減するかは、家族の価値観、相対的な費用、家計の苦しさを鑑みて決定される。これは前述したように、それぞれの分野に使われる一ドル当たりの利益を、ほぼ同じにすることを目的とする作業である。同じにならなければ、限られた資金を最大限に活用するため、利益の多い部分から少ない部分へ、資金を移動しなければならない。

現在の医学が立たされているのも、これと同様の立場である。マネージドケア組織が、ある患者の一年間の治療費をカバーするために使える資金は一定である。そこに突然、新しい技術、たとえば、十年から十五年も余命を伸ばす、新しい抗癌剤が発売されたとする。マネージドケア組織は、どのような決定をするだろうか。新車を買う費用を捻出しようとする家族のように、一ドル当たりの利益が少ないものを削って、新しいハイテク技術を導入することになるだろう。はっきり言うと、患者が受ける利益が少ないと思われる治療を特定し、それを取り除くという、困難な作業を行わなければならないということだ。たとえば、いくつかの病気を併発していて、大きな手術を受けても、回復の見込みが少ないといといったケースがあげられる。その場合、必然的に、利益の少ない治療の予算を削り、利益の大きい治療の予算には手をつけないということになる。家計と同じくマネージドケア組織も、最大の利益をあげるためには、一つの項目を丸ごと削るのではなく、あらゆる領域の支出を抑えるのが望ましい。

限られた予算内でも、効果の薄い治療のための資金を削り、その分を新しい技術に振り替えれば、全体的な利益をあげることが可能だ。しかし言うまでもなく、この方法を実行に移すには、いくつかの障害がある。一つは期待利益の数量化である。まずは医師が、ある特定の結果が起こる確率を、決定しなければならない。これは、医師が日常的に行っている作業であるとも言えるが、決定の過程を正式なものとして公表するのは、気が進まないかもしれない。もちろん、ある治療の成功率といっても、あくまで推測に過ぎないのだが、さまざまな患者の母集団における研究データが揃えば、今後のことを考える上で、詳細な予測を行う助けとなるはずだ。

さらに困難なのは、治療の成果そのものを数量化して、その価値を比較することである。何らかの形で成果を数量化しなければ、さまざまな治療の期待利益を相互に評価するのは不可能だ。しかし、どこから手をつければいいのだろうか。重度の心臓の痛みを軽度にまで緩和する治療と、股関節が日常的に動かせるようになる治療では、どちらを高く評価するべきなのだろうか。ざ瘡（あざ）を除去して羞恥心から解放されることは、ささやかな聴力の回復よりも、重要と考えるべきだろうか。六か月間の延命の利益は、通常のセックスが可能になる性的能力の回復の利益よりも大きいのだろうか。

このような比較について、医師は独自の意見を持っているかもしれないが、そのような判断も、結局は科学的なものではない。一番望ましいのは、社会全体が参加できる場を設け、医療の成果をおおまかに分類するための基準だけでも、決定することではないだろうか。一章で見た、人工透析を施す患者を選ぶシアトルのケースは、医療制限の本質的側面に、社会全体で対応しようとした先例と言えるだろう。医療の成果を数量化するために、社会全体から人員を召集するのは困難にしても、治療の優先順位について、社会的なコンセンサスを得るための、何らかの手段を見つけなければならない。

こういった理論を現実に移すには、あまりにも多くの困難が伴うので、少なくとも近い将来に実現するとは考えられない。しかしここには、日常的な状況で、医療行為の制限について考えるときのヒントがあるように思える。たとえば、次のようなシナリオはどうだろうか。

大規模なＨＭＯ組織で、高額治療のための予算を、効率よく配分するよう命令が下される。主要な高額医療技術（骨髄移植、股関節交換、血管形成術など）を担当する医師のグループはまず、治療の効果が下位十パーセントから十五パーセントの患者のサブグループについて、検討する。（大きな治療効果が望めない十五パーセントを選び出すのは、経験豊富な臨床医にとっては、比較的容易な作業である。期待される効果を数値化する方がはるかに難しい。）次に、それらの患者グループに対する治療の成功率と、その利益をおおまかに数値化して、一ドル当たりの期待利益を計算する。代表者が集まり、それぞれの治療における一ドル当たりの期待利益をつきあわせて、特に大きな利益が見込まれるものがあるか比較検討する。全体の予算から、一ドル当たり期待利益の最低ラインを切り捨てポイントと定め、その数値を下回る治療については、どのような技術であれ、それ以上の資金提供を行わないこととする。この方法を採用することにより、最も治療効果の少ないと思われる患者についても、一ドル当たりの効果は、ほぼ同等となる。

これは確かに荒っぽい方法ではあるが、政治力、患者の立場、そして運の組み合わせによって左右される従来のプロセスよりも、合理的で公平な結果を出せるとも言える。分配の問題は解決できなくても、議論に論理的枠組みを持ち込み、医師が資金分配について体系的に考えるきっかけをつくる、あるいは私が提案している基本的な方法よりもいいものをつくろうとする意欲を刺激する役には立つだろう。

医師と患者への影響

医療行為の制限がはっきりと打ち出されれば、医師は困難な役割を、新たに抱えることになる。患者の弁護人という職分を果たすだけではなく、患者の取捨選択を要求されるのだ。たとえば、生まれたばかりの新生児に、どのような治療を施すかを決めるとき、これまでのように、患者と家族にとって、どうするのが一番望ましいかという観点のみから考えることはできなくなる。限られた資金をどう使うのが最も効果的かという点から、決定をくださなければならない。この新しい使命を、従来の倫理的規範とどう一致させるかが、医療従事者にとって今後の課題となるだろう。

同じ病気なのに、ある患者は治療を受けられ、別の患者は受けられない——こんな不合理に、患者自身が気づくようになれば、政治的なプレッシャーが高まるのは間違いない。行政官やマネージドケア組織は、長い間、特定の資金分配方法を提唱する責任を放棄してきたため、このようなプレッシャーには過剰なほどの反応を示す。

最高の状況でも、このようなアプローチでは、関係者すべてを満足させるのは無理なのだ。実際にいくつかのアプローチを試みて、よりよい方策を探っていくしかない。医療の制限がどうしても必要になったときにも、治療についての決定を、患者に明示するべきだという立場と、患者に不要な心理的苦痛を与えないように何も言わない方が親切であるという立場で、意見の対立が起こるのも目に見えている。後者は、イギリスのような〝もっともらしい理由づけによる正当化〟の方が、人間的なやり方であると主張するだろう。しかしアメリカでは、自分や家族の医療に関する、重要な問題を隠すという態度が、受け入れられるとは考えにくい。

八　コスト抑制と裁判

現在のように金銭的な締め付けが厳しくなっている状況では、誰もが納得する医療の基準を確立するのは、非常に難しい。そのため、訴訟に持ち込まれるケースも多くなるだろう。患者、医療従事者、保険会社、許認可機関、政治家、政府官僚、すべての団体が、自分たちの利益を守るために、それぞれ精一杯の圧力をかけてくるはずだ。さまざまな場所で争いが起こると思われるが、専門家が望ましいと認めた基準以下の治療について、医療提供者側にどの程度の自由が認められるか、最終的な判断は法廷に委ねられることになる。法廷に持ち込まれやすい二つの領域をあげると、医療過誤、それから、保険適用範囲に関する保健会社の故意による誤伝である。どちらのケースでも、法廷が患者側の立場を重視した場合、医療費の抑制努力は暗礁に乗り上げる。しかし長期的な視野に立てば、経済的な現実が様変わりして、これまでのやり方が通用しない時代に入ったということを、法廷も認識するしかなくなるだろう。

これまでのところ、コスト抑制策が原因と思われる訴訟は比較的少数だが、その内容は、保険会社が〝実験的〟治療、あるいは、必ずしも〝医学的必要性〟がないと思われる治療を拒んだというものがほとんどである。その中でも多いのが、ハイリスク患者への骨髄移植、あるいは臓器移植に関するものだ。実験的な治療、医学的必要性とはいったい何なのか、それを決定する基準が存在しない現状では、判決を出すのも困難である。通常は医師の証言を中心に、最新の文献や記事の助けを借りて、被告側（医療提供側）の決定した内容について評価が行われる。(一) 状況は同じでも、判決が違うこともあるだろう。その理由としては、専門家の間でも意見の相違があること、科学的文献の内容に一貫性がないことなどがあげられる。一九九〇年から一九九二年の間に、十七のケースで、自家骨髄移植（ＡＢＭＴ）は実験的治療ではないという判決が出た。しかし、別の十二のケースでは、ほとんど同じ状況であるにもかかわらず、実験的であるという理由で、ＡＢＭＴへの保険の適用が認められなかった。(二)

これらのケースでは、密接に関連した第二の問題が持ち上がる。契約内容及び特定の治療に保険が適用されないことを、被保険者が完全に理解していたかどうかである。保険証書には、通常〝医学的な必要性のある〟治療に適用されるが、〝実験的な治療〟は除外されると明記されているはずだが、これらの用語の意味が、一般的に理解されていないという事実が、法廷で明らかになっている。(三) 保険の適用範囲をはっきりと明示すれば、裁判で勝つチャンスが増えるはずだが、これまでのところ、ほとんどのケースで被保険者が勝利している。(四)

実験的、あるいは医学的必要性の低い治療に関する議論の性質が変わりつつあるのは、治療を行う前に、保険会社、特にＨＭＯから、許可を受けなければならないことが増えたからだ。そのため、誰が治療費を支払うべきかを決めるケースは減っている。その結果、法廷へ持ち込まれるケースは、生死に関わる問題がほとんどになってしまった。実験的治療、または末期患者の治療について、患者が最後のチャンスを与えられるべきか否か、法廷が苦悩の決断を迫られるということだ。

その問題が、初めて大きな注目を集めたのは、一九八六年の「ウィクライン対カリフォルニア州」の裁判だった。女性患者が血管手術を受けたあと、早期退院を強要された結果、片足を切断しなければならなくなった。医師は入院期間の延長を要求したが、保険会社の利用審査プログラムによって拒絶された。カリフォルニア州上訴裁判所は、意見陳述の中で、次のような警鐘を鳴らしている。「医学的な必要性に関して、後顧審査で誤った結論が出されれば、治療費が支払われず、有害な結果を招く。一方、事前審査で間違った決定が行われれば、患者が必要な治療を受けられず、永久的な障害や、死を招く可能性がある」[五]。

一九九六年、カリフォルニア州の法律では、実験的、あるいは効果についての議論が分かれる治療に関して、患者の発言力がいっそう強化された。末期症状にある患者が治療を拒否された場合、外部の医師三人からなる調査委員会に訴えることも可能となり、その委員会の決定が拘束力を持つ。法案作成者の一人は次のように語る。「治療の決定は、企業の利益ではなく、医学的な見地から行われていることを、この法律が保証する」公平な調査委員会に、決定を委ねるのはよいことには違いないが、根本的な問題に対する答にはなっていない。〝実験的〟〝医学的な必要性〟とは、何かという問題である。

新しい医療技術の適切な使用法について、専門家の間でコンセンサスが得られるのは、その技術の導入から数年後、ほぼ完成されたレベルに達してからだ。心臓や肝臓の移植も、まさにそのような道筋をたどり、法整備のための泥沼の議論は何年も続いた。ＮＩＨ（国立衛生研究所）によって調査団が召集され、その決定が全国的な基準として採用された。しかし新しい技術が次々と現れる現在、安全性、治療効果、患者の選別といった問題について、議論が果てることはないのではないだろうか。たとえば、骨髄移植をめぐる問題が解決できたと思うと、次は遺伝子挿入、培養組織との交換などの問題が表面化するというように。そして、今後も何百という新しい治療法が現れると予想されているのだ。

医療過誤と医学的必要性

実験的治療とは何か、はっきりとした一線を引くのが困難なのは間違いないが、医学的必要性がある治療と、そうでない治療を分ける一線を引くのは、さらに困難である。特に法廷が個々のケースを査定するときには〝標準的な治療〟という基準を使っているが、コスト上昇の危機から〝標準的な治療〟のレベルが下がったとき、すぐには対応できない場合もある。(六) つまり、標準的として認められている治療のはずが、予算の枠を越えてしまうケースもあるということだ。

このような訴訟において、法廷はこれまで、治療を拒否された患者に同情的な態度を貫いてきた。裁判の結果を見ると、法廷では個人的なニーズを重視される傾向があり、医療コストの抑制といった、社会的な目標にはあまり重きが置かれていないことがうかがえる。(七) 実際、コストの問題が、治療を拒否する根拠として認められた例はこれまで見あたらない。保険会社の主張が認められやすい適用範囲に関する裁判でさえ、対費用効果という判断基準を持ち込むのは許されないようだ。たとえば最近の、バーネット対カイザーのケースでは、ラルフ・バーネットに対する肝臓移植を拒否したカイザーの見解を法廷が支持した。バーネットはB型肝炎に感染しており、e抗原が陽性を示していた。新しい肝臓を移植しても、感染の危険が高い状態である。法廷がカイザーの決定を支持した理由の一つとしてあげたのは、「カイザーの諮問機関による決定が、カイザー・ヘルス・プランのコスト削減という、経済的動機によって行われたとは認められない」というものだった。(八) このように、コスト無視の見解にしがみつけば、提供する医療の基準を下げることを求めるコスト抑制努力に、法廷は真っ向から衝突することになるだろう。

医療過誤への対応システム

コスト削減への圧力がこれほど高まる以前、医療過誤への対応システムは、医療改革推進派の格好のターゲットであった。常軌を逸した額の賠償金を手にする患者と、同じ苦しみを味わいながら、何の補償もない患者の格差が原因だった。これらの批判では、医療過誤対応システムの目的を、患者への補償と公平な罰則ととらえているようだ。しかし、このシステムの目的は本来、もっと限られたもの――過失を減らすこと――だったのだ。

医療事故裁判の目的は賠償であるという見解への反対論は、一八九〇年代まで遡る。個人が医療上の損傷のコストから身を守るためには、健康保険へ加入する方が、はるかに効果的であると、オリヴァー・ウェンデル・ホームズ判事が指摘している。医療過誤を法的に追求するためのコストは極端に高く、被害者側には賠償金の三十五パーセントしか入らないとも指摘されてきた。健康保険なら、保険料の八十パーセントが患者に支払われる。（九）医療過誤裁判は、過失が経済的な損失を引き起こすということを、医師に認識させるための手段として考えた方が、はるかに説得力がある。

しかし、過失の法的な意味を、はっきりと限定するのは難しい。「損害を引き起こすリスクが、不合理に高い行為」「不合理に高い危険から、他人を保護するために法によって設定された基準を下回る行為」という、一般に使われる定義を考えてみよう。（一〇）これらの定義は、単に「過失」という曖昧な言葉を、同じ程度に曖昧な専門用語に置き換えたに過ぎない。もっと実用的な定義をしたのが、ラーンド・ハンド判事である。彼はこう述べた。「過失とは、災難で被る損害に支払う代償よりも、災難を防ぐ代償の方が小さいときに起こる事態である」（一一）。

この公式が当てはまる状況を、具体的な例をあげて見てみよう。

スーパーマーケットの中を歩いていた一人の客が、ベビーフードの瓶を床に落として割ってしまった。何秒かたって、そこを通りかかった客が、ベビーフードが床に散っているのに気づかず、転んで足を折ってしまった。床が濡れたときのために備えて、通路ごとに店員を配し、すぐに片づけられる体勢を整えておくことをオーナーに期待するのは、合理的とは言えない。この場合、怪我を防ぐためのコストの方が、予測される損失よりもはるかに大きいからだ。常識的に考えれば、陪審員も、過失はなかったという結論に落ち着くはずだ。しかし、床が濡れたまま、三十～四十分も放置されていたのなら、判決は逆になるだろう。時間の間隔をあけて通路の見回りをするためのコストは、比較的低く、そのあいた時間の間に怪我が起こる確率が高くなるからだ。事故を防ぐためのコストが上がり、起こる確率が低くなるほど、防止が困難になるのは仕方ないという理論が成り立つ。(一二)

スーパーマーケットの例が示すように、一人が補償を受けたとしても、まったく同じ怪我をした人すべてが、自動的に同じ補償を受けられるわけではない。問題は、そこに注意を怠っていた人物がいたかどうかである。同様に、医療現場での過失は、事故防止のための投資が不足していたことと考えられる。専門家の勧告に沿って、十分な医学的資源（時間、器具、専門技術）を備えていれば、医師が過失を問われるリスクはほとんどない。ハイリスクの患者に対して、標準的な治療を施した場合でも、望ましくない結果を防ぐために、妥当と思われる措置がとられていれば、たとえ悪い結果になったとしても、告訴される根拠はないはずだ。

医師たちからは、医療過誤の訴えが多すぎるという不満が聞こえてくるが、実際に訴訟に持ち込まれる数よりも、はるかに多くの事故が起こっているというのが、一般的な認識である。法的に訴えられる医療上の過失は、全体の十パーセントから二十パーセントに過ぎないという結果がある調査によって示された。(一三) 訴えを控える理由の中には、その内容の正当性とはまったく関係ないものもある。たとえば、悪い結果を避けることができたのかどうか、患者自身にわからない、あるいは、医師との関係を悪化させたくない、といったものだ。さらに、医療過誤の訴訟は、それに注ぎ込む投資に見合った賠償を取れないという理由で、弁護士に拒絶されることも多い。過失のケースでは、ほとんどが成功報酬制を取っており、たいてい賠償金の三分の一が弁護士に支払われる。

過失の抑止力としての効果を最大限に発揮するためには、どのような過失であれ、すべてが法の場にさらされ、正当と認められた訴えすべてに、適正な賠償が支払われなければならない。そうなって初めて、医療提供者側に、事故を減らそうとする強い動機が生まれるのだ。しかし、それほどうまくいかないのが現実である。実際、現在のシステムでは、医療の質の向上を促進する要素は、あまり多くない。

裁判で過失の責任を問われて有罪になった医師の割合は非常に低く、医療過誤保険によって、金銭的なペナルティーからも逃れているという批判の声もあがっている。複数のケースで過失が認められた医師でも、保険の加入を拒否されたり、保険料を値上げされたりせずにすんでしまう場合さえある。医療過誤保険の等級には、いわゆる〝経験料率〟がないので、金銭的な負担はその保険に入っている医師全体に分散され、過失責任を問われた医師は、過失の結果を考えないですむ。

マネージドケア組織と医療過誤裁判

医療上の過失裁判が比較的少ないため、マネージドケア組織にとっては、大金をかけて腕のいい医師や高度な器具を揃えるよりも、訴えられることを予想して、そのための予算を前もって組み入れておく方が、結果的に得をするということになる。大きなマネージドケア組織の上級医師が経験した、次の例を考えてみよう。その皮膚科医は、重い皮膚病にかかった患者グループの治療に不可欠と思われる高価な装置と、最近認可された薬を購入してほしいと、病院側に要望した。その決定のため、病院の理事と弁護士は、新たな投資をしなかった場合、患者はどのような損害を被るのか、また、どの程度の割合の患者が、最新技術の恩恵にあずかれないことで損害を受けると予想されるかと医師に尋ねた。そこから弁護士は、実際にどのくらいの数が訴えられるかを予測し（おそらく、損害を被る患者数の十パーセント程度だろう）、それぞれのケースに必要と思われる費用を計算した。その総額が、新しい器具と、効果の高い薬を購入するための費用よりも、はるかに少ないことが判明し、マネージドケア組織は、医療環境の向上を目指すのではなく、訴えられたとき賠償を支払うという方針を選んだ。マネージドケア組織が、患者の幸福よりも利益を優先するならば、同じようなことが、今後も起こるだろう。

一九七四年のエリサ法（年金改革法）が導入されてから、雇用主負担や自己負担のマネージドケア組織を相手取って、患者が訴訟を起こすのは難しくなり、ＨＭＯに対して、賠償金が過失の抑止力として働くという期待はますます弱くなった。

この異例ともいえる保護は、医療過誤や従業員の利益について定めた州の保険法が優先する[一四]という事情に原因がある。保護の範囲は、契約上の義務に関する訴えにまで及び、訴えが〝背信〟や〝契約不履行〟といった行為に対するものであっても例外ではない。

しかし一九九五年の最高裁判所の決定には、この包括的な保護が変わる兆しがみえる。[一五]自己負担の医療保険と、雇用主プランの契約代理店については、州法が優先するとは保証されないという裁定が出されたのだ。（一六）また、一九九七年には、エリサ法の保護を弱め、マネージドケア組織及び、それと契約を交わしている雇用主を訴える権利を従業員に与える法案が、百七十の支援者名とともに、議会に提出された。（一七）エリサ法の目的は、基本的に組織の年金資金を確保し、集団的な保険制度に法的な根拠を与えることだった。マネージドケア組織を、医療過誤の訴えから切り離すために使われるとは、誰も予想していなかったはずだ。

将来の潮流

治療の基準が予算の制約に応じて変化する以上、新たな基準と古い基準の衝突が起こるのは避けられない。たとえば近い将来、入院期間の短縮、集中治療室の減少、専門医の減少、看護職員数の削減など、医療システムのコスト抑制の影響が、悪い結果につながるケースが増加すると思われる。このような状況では、専門家の意見に基づいて作成されたガイドラインも古くなり、対費用効果の高い治療を求め、医療過誤裁判からは守られている、医師をはじめとする医療専門家にとって、信頼に足る手引きではなくなるだろう。患者にとっても、治療の効果が上がらないのは、システム全体で医療の基準が低下したためなのか、医師個人の過失によるものか判断が難しくなる。どの程度の治療を許容レベルとするのか、これは、判事と陪審にとって、今後の大きな課題である。

＊第三部　分子医学のブーム到来　二〇二〇年以降

二十一世紀も四分の一を過ぎるころ、医学的な進歩の中心を担っているのは、分子遺伝学を基礎とした新しい治療法になるだろう。二十一世紀の初頭には、この分野から、重要な診断法が生まれているかもしれない。しかし、たとえば遺伝子挿入などの技術が治療に応用されるのは、もう少しあとになると考えられる。このような技術が現実のものになって初めて、今までとはまったく違ったレベルの、医学的な治療が生まれる土壌が整うのだ。分子生物学の中にこそ、病気の謎を解く鍵が存在していると言われており、世の中から病気が消えるという、太古から連綿と受け継がれてきた夢も、荒唐無稽なおとぎ話として、切り捨てられなくなっている。分子医学に何が期待できるか、正確に予想することはできないが、特に興味を引く可能性について、この章でいくつか取りあげてみたい。ここで重要な問題となるのは、やはり、これらの技術的進歩が、コストの面でどのような影響を与えるかという点である。完成されたレベルに達するまでは、分子治療も、かなり高額なものになると指摘されている。現在では早い時期に人間を死に至らしめている病気が、さまざまな治療法の出現によって慢性疾患となり、医療予算に新たな需要を生む可能性もある。

この荒海を乗り越えたところに、穏やかな海が広がっている可能性も、もちろんある。実際に二〇五〇年には多くの病気が克服され、おまけに医療費の高騰も落ち着いた状況にあるかもしれない。しかし一方では、人間の寿命が、今より四十年以上延び、死ななくてすむ世代が登場して、まったく新しい問題が発生している可能性についても、考えなければならない。

九　分子医学

治療法への応用

分子医学の成果が最初に現れたのが診断の領域であることは、第四章で解説したとおりである。特に大きな効果をあげたのは、遺伝病の素因のスクリーニング技術だった。二十一世紀にはこの分野における業績が積み重ねられ、病気が発症する可能性について患者に警告するだけではなく、何らかの治療処置も行えるようになるだろう。病気を引き起こす遺伝的原因を除去する技術が開発されれば、心臓疾患、脳卒中、癌などの、執拗な致死性疾患から患者を救うのも夢ではない。

この章では、発展しつつある分子医学分野の中から、特に期待が集まる最前線の研究をいくつか選んで、そのあらましを解説する。これからの十年間にも、医学研究における〝流行〟は何度も変わるだろう。ここであげるものは、あくまで分子生物学が病気治療の分野に、これまでにない成果をもたらす可能性の例として考えていただきたい。その多くはまだ研究段階にあり、臨床的に効果があるかどうか確かめられていない。しかし今後、何十年かのうちに、その恩恵が患者のベッドサイドまで届くと考えて間違いないだろう。

ある病気の原因となる遺伝子を特定できれば、少なくとも理論的には、それに対する治療法を開発できるはずだ。一九九七年の時点でも、さまざまな病気と結びつく遺伝子や、それをコードする蛋白が特定されている。その中には、筋萎縮性側索硬化症（ルー・ゲーリック病）、ハンチントン舞踏病、嚢胞性繊維症、てんかん、緑内障などがある。これらの疾病に対して、遺伝子のレベルから蛋白のレベルまで、それぞれの段階をターゲットとする、以下のような治療法が考えられている。

・遺伝子が欠損したり、損傷したりした部分に、正常な遺伝子を挿入する。
・遺伝子の働きを活性化、遮断するメカニズムを、人工的にコントロールする。
・特にメッセンジャーRNAをターゲットとして、遺伝子発現のプロセスに介入する。
・欠損した遺伝子、異常な遺伝子の影響を緩和、中和する。

遺伝子治療

これらの研究の中で、最も劇的かつ大がかりなのは、おそらく遺伝子治療だろう。これは主に、正常な蛋白にコードするための遺伝子を細胞に導入する方法である。細胞に正常な遺伝子を送り込むには、まず、遺伝子をベクターに変容させる。ベクターとは複製できないように性質を変えられたウイルスであることが多く、細胞分割を行っている特定の細胞に侵入して、積み込んだ遺伝物質を放出する。新たに注入された遺伝子は、欠陥遺伝子の代わりに、正常な生理機能に必要な蛋白の製造を命令する。

一九九五年、ＮＩＨの諮問委員会は、遺伝子治療に対する期待が、必要以上にあおられていると断定した。国民は、遺伝子交換成功の見込みに、異常なほど興奮しているが、実際にはどんな種類の遺伝子治療であっても、臨床的にどのような効果があるか、まだ最終的な答えは出ていないのだ。委員会の議長の一人も、「熱に浮かされた連中が、遺伝子治療クラブに殺到して、基礎科学をないがしろにしている」とコメントした。パネリストも、遺伝子を細胞に運ぶベクターの効果の向上や、遺伝子調節などの、根本的な問題に、もっと注意を払うべきだと勧告している(二)。

適切な細胞への遺伝子の導入、適切で持続的な遺伝子発現の制御（つまり目的とする蛋白の生成）、宿主細胞が死んだときの遺伝子の交換など、数多くの問題が、まだ未解決のまま残されている。しかし、科学界に身を置くメンバーの多くは、これらの問題はいずれ克服され、効果的な治療への扉が開かれるという楽観論を信じている。一九九七年十一月に報告されたある臨床事例には、これまで考えられていたよりも、進歩のスピードが速まるのではないかという希望が見える。その研究は、遺伝子治療によって、閉塞した脚の動脈周囲に血管側枝の成長が促され、病状が劇的に好転した上に効果も持続しているというものだった。この成果について、遺伝子治療の第一人者スチュアート・オーキンはこう語っている。「これは遺伝子治療が臨床的な効果を示した、最初とは言わないまでも、最初に近いケースである」。最近、染色体の人工的な合成が成功したことが報告されたが、これで治療に必要な遺伝子を細胞まで届けるための、安定した自然の媒体が供給されるようになり、遺伝子挿入を阻んでいた問題のいくつかが除去されることになるかもしれない(三)。

遺伝子の発現を防ぐ

もう一つの期待が集まっている技術は、正常な遺伝子、あるいは欠陥を持つ遺伝子が指示を伝達するメカニズムを阻止するものである。それを行うのが、〝アンチセンス〟と呼ばれる物質で、遺伝子が指示する蛋白の生成を防ぐ働きを持つ。アンチセンスは、遺伝子自体、あるいはコードされた情報を運ぶメッセンジャーRNA（mRNA）と結びついて、それを破壊する。mRNAを破壊する別の手段としては、「リボザイム」の使用があげられる。これはRNA分子と結合して、小片に切断する働きを持つ。多くの機関で、癌、高血圧、冠状動脈疾患、エイズ、白血病など、さまざまな病気に対する最新の治療研究が進められている。人工的に導入したのでは、アンチセンスが効果を発揮しないのではないかという懸念があったが、クローン病（回腸末端部の慢性的な炎症）治療として、アンチセンスを静脈注射で注入する方法で、初期段階の成功が報告された(三)。

蛋白を生成する

さらにもう一つ、欠陥を持つ遺伝子や、遺伝子自体の欠損によって蛋白が生成できないときに、それを補う物質を投与する治療法もある。遺伝子の欠陥は、蛋白をまったく発現させなかったり、発現した蛋白を機能しないように変質させたりして、病気を引き起こす。したがって、不足している蛋白を補う、あるいは損傷した蛋白の毒性を緩和するようにつくられた薬が必要となる。

細胞間の伝達方法を変える

細胞内、細胞間双方における伝達過程をターゲットにした、分子治療も考えられる。細胞は単独では機能しない。互いに情報を伝達し合って、複雑な生理的プロセスを実行する。このような連絡は、臓器を構成する隣接した細胞間でも行われているし、インスリンやエストロゲンといったホルモンの助けを借りて行われる場合もある。これらの物質は、血管を通じて、離れた部位にある適切なレセプターへと到達する。細胞レセプターが活性化すると、メッセージが細胞膜を通って細胞の内部に入り込む。そこで、たとえば増殖が誘発されたり、代謝活動が始まったりする。すべての伝達分子に、治療法開発の可能性が秘められているのだ。

癌遺伝子の狙い打ち

通常、細胞の増殖は、細胞分裂を促したり抑制したりする、一群の遺伝子によって、コントロールされている。プロトオンコジーン（正常な細胞が持っている癌遺伝子）は、数種の蛋白の集合体であり、遺伝子の制御、細胞の複製や増殖の制御といった基本的な機能を果たす。癌はこれらの遺伝子の一つ、あるいはそれ以上が、癌の原因となるオンコジーン（癌遺伝子）に変わり、持続的な刺激で、細胞の増殖が抑制できなくなったときに起こる可能性がある。新たな治療法の成功は、オンコジーンから伝わる情報を、これまでに説明した方法でコントロールできるかどうかにかかっている。

しかしオンコジーンも、癌の原因の一部でしかない。最近のある研究では、細胞の複製を制御する特定の機能を持った遺伝子の異常が原因で、悪性腫瘍が発生することが示された。これらの「癌抑制遺伝子」と呼ばれる遺伝子が突然変異を起こして本来の機能を失うと、細胞の複製が止まらなくなる。たとえば、p53という癌抑制遺伝子の欠損、突然変異が原因の一部と考えられるケースが、癌全体の五十パーセントを占めている。オンコジーンの存在と、抑制遺伝子の欠落が重なると、正常な細胞よりも癌細胞の方がはるかに増殖しやすくなる。

癌の発症と抑制に関わる遺伝子に直接働きかける治療の他にも、分子生物学の発見を活用して癌細胞の増殖を阻止する、さまざまな方法の研究が進んでいる。最近、細胞膜から細胞の内部への信号伝達の経路が発見され、白血病を含むある種の癌では、その経路に必要な種類の蛋白に異常があることがわかった。これら〝G蛋白〟の異常が、悪性腫瘍における細胞増殖で、大きな役割を果たしていると考えられる。そうなると、異常な蛋白の働きを補う薬をつくることも可能になるかもしれない。

癌の転移に関する試験的治療でも、非常によい結果が出ている。転移とは、癌がもともとあった場所から、体内の他の器官に広がることだ。転移が起こると、一般に予後がよくないと言われている。現在、注目を集めているのは、転移した癌への血液供給を減らして、細胞の増殖を抑えようとする方法である。急速に増殖する悪性腫瘍組織は、それまで以上に栄養と酸素を必要とする。そしてそれは新たにつくられる血管から供給される。遺伝子工学の技術によってつくられた血管新生剤と呼ばれる物質は、新たな血管の形成を抑制し、完全に治癒しないまでも転移をくい止めることがある。大腸癌と乳癌には、特にこの治療法が効果を発揮するようだ。癌の転移を抑制する遺伝子そのものの発見で、さらに新たな治療法開発の可能性が開かれた。遺伝子治療と併用すれば、どちらか一つのときよりも、さらに結果が向上するかもしれない。

体内の自然な免疫防衛システムを、感染を防ぐのと同じように、腫瘍の増殖を防ぐように働かせる方法も考えられている。癌細胞は表面に異常な蛋白を持っているということがわかっているのだが、体の免疫防衛システムはこれらの蛋白を認識できない。しかし、その蛋白を腫瘍から分離すれば、特定の蛋白に対する抗体を大量に生成できる。そして抗体を化学療法で使われる薬品と合わせる。これが投与されると、抗体が親和性のある細胞めがけて、細胞破壊性の物質を放出する。この技術の長所は、癌細胞だけをターゲットにできるので、通常の細胞に害をなさないことである。これまでのところあまり大きな成果はないが、考え方は理にかなっている。他にも、癌に有効な免疫学的治療法が考えられる。癌患者本人の癌細胞からつくられたワクチンを免疫システムを刺激する物質と結合させ、毒性のある薬品を使わずに、体内のリンパ球で、癌細胞を破壊しようとする試みも進められている。

癌に関する最大の謎は、通常の細胞がほぼ五十回の分裂が限度であるのに対し、なぜ癌細胞は、果てしなく分裂と複製を続けるのかという点である。癌細胞が〝不死〟なのは、テロメラーゼという酵素の働きによるということが判明しつつあり、これもまた格好の研究対象となっている。通常の細胞にある染色体の両端は、テロメアという組織に縁取られている。この組織は染色体内の遺伝子に傷がつくのを防ぎ、細胞分裂を正常に遂行させる役割を担っている。テロメアは細胞が分裂して複製されるごとに短くなり、ある限界を越えると、細胞の複製ができなくなる。しかし癌細胞では事情が違う。癌細胞の中には、テロメアを修復するテロメラーゼがあるため、細胞は止まることなく分裂を繰り返す。テロメラーゼは、ほとんどの癌細胞に発現し、一方、正常な細胞では働きが抑えられているため、この点をターゲットとした薬物療法が有望視されている。テロメラーゼの活性化を阻止し、正常な組織に極力、影響を与えない薬品の開発が、目下、研究されている。

腫瘍の多くは密な組織の塊なので、構造上、特別な目的のために開発された薬品を含め、治療薬が組織に浸透しにくい。どうすれば、すべての癌細胞まで薬が行き渡るか、これは重要な問題である。癌細胞がたった一つ残っても、そこからまた再発する危険があるからだ。また癌組織の各細胞の表面に薬物が到達しても、細胞の内部の蛋白や、核のＤＮＡは破壊できない場合もある。特に困難なのは、腫瘍全体に薬品を浸透させる技術を確立することである。生化学の分野では、現在、それに関連した問題の研究が進められ、新世代の、安全で効果的な癌治療法の開発に期待が集まっている。

他の病気における、発現遺伝子の役割

遺伝的な異常と、蛋白の欠損や欠陥によって起こる病気について、癌以外のものについても、理解の範囲が広がっている。それにともなって、病気の原因となる遺伝子の位置が判明し、健康な人間に発現する正常な蛋白が次々と特定されている。ある病気に関わる遺伝子の発見と、その特性の分析は、急激に発展しつつある分野で、今後数年のうちに、遺伝子発見のリストにのぼる数も大幅に増えるだろう。

筋萎縮性側索硬化症

ルー・ゲーリック病として知られているこの病気（ＡＬＳ）は、脳及び脊髄の運動ニューロンに関わる進行性の病気で、嚥下、発話、運動性の機能のすべてが次第に困難になる。最近、家族性のものについて、この病気を引き起こす遺伝子が特定された。正常な遺伝子は、代謝の間に生じたラジカル（遊離基）を、安全に取り除く解毒酵素を、コードとして持っている（ラジカルとは化学的に不安定な分子で、欠陥のある蛋白、ＤＮＡ、細胞膜などと反応して、細胞を損傷させる）。これが突然変異を起こすと、酵素の解毒作用の効果が減少する。それがＡＬＳに

特有の神経損傷の原因となっているのは明らかだ。(四)

ハンチントン舞踏病

ハンチントン舞踏病は、不随意性のけいれん、精神障害など、さまざまな症状を引き起こす。これは致死性の病気で、脳の特定部位の損傷、広範囲にわたる神経の損傷や破壊が特徴である。ハンチントン舞踏病の原因となる遺伝子は、一九九三年に発見されたが、それが蛋白の異常を起こすとは断定できなかった。一九九七年、ハンチントン病を起こす遺伝子のDNAには、アミノ酸であるグルタミンを余分につくるようコードした異常な〝繰り返し〟があると判明した。グルタミン過剰の分子が凝集し、あるレベルに達すると、脳細胞の細胞質から核に移動して、結局、細胞は死んでしまう。(五)すでにこういった欠陥を持つ蛋白分子が結合するのを妨げる薬品の研究が進められている。

てんかん

特殊な形態の進行性ミオクローヌスてんかんは、ある遺伝子の欠陥によって引き起こされるが、その遺伝子が近ごろ特定され、続いて、正常な遺伝子がコードを指定する蛋白、シスタチンBも特定された。この蛋白は、プロテアーゼ抑圧遺伝子であり、細胞の損傷を招く蛋白付着酵素の働きを阻止する。遺伝子の異常によってシスタチンBが欠失したとき、てんかんが起こる。症例の少ないてんかんにおける、プロテアーゼ抑圧遺伝子の役割が明らかになったことで、もっと一般的なてんかんでも、コントロールが不可能な蛋白付着酵素の働きが原因となっている可能性が考えられるようになった。将来の治療薬として、広範囲にわたるプロテアーゼ抑圧遺伝子が、研究の対象となっている。

嚢胞性繊維症

嚢胞性繊維症は、アメリカでは、よくみられる遺伝病である。この病気は、あらゆる臓器を危険にさらすが、死因はたいてい肺の感染症と呼吸困難である。効果的な抗生物質の開発によって、生存期間は長くなったが、病気の直接的な原因に働きかけているわけではない。嚢胞性繊維症は、基本的に、特定の細胞膜（たとえば肺や汗腺）を通して、塩化物が移動できなくなる病気である。肺の組織では、塩化物が血液から気道へと正常に移動すると、肺の内部に水分が引き込まれ、気管支の粘液の粘性をバクテリアや塵埃などをとらえて、痰として体外に排出できる程度の濃度に保つ。塩化物の移動に重要な意味があることが明らかになったのは、嚢胞性繊維症輸送調節因子（ＣＦＴＲ）と呼ばれる蛋白の発見がきっかけだった。それは、塩化物と水が細胞膜を通して正常に移動するための、チャンネル（水管）を確保するためのものである。突然変異遺伝子によって、蛋白の異常が発生すると、この機能がうまく働かず、粘液が濃くなりすぎて、排出するのが難しくなる。(六) この発見により、嚢胞性繊維症における、深刻な再発性の感染症の説明がついたが、話はもっと込み入っている。粘液中の塩化物濃度が高くなると、正常な肺の内側に自然に存在している抗生作用を持つ物質の働きが妨げられ、それが嚢胞性繊維症の患者における、感染症罹患率の高さの原因になっていることも示されている。(七)

緑内障

緑内障とは目の分泌液の圧力が高まった状態であり、視神経の損傷と視力の低下が引き起こされ、ときには失明に至ることもある。何の兆候もないまま進行して、緑内障という診断が下されたときには、薬物療法が可能な時期を過ぎていて、視力の回復が望めないという場合も多い。若年性の緑内障については、すでに遺伝子の異常とそこから発現した蛋白（ＴＩＧＲ）が原因であるらしいことがわかった。その発見に基づいて、発病の危険がある患者の、スクリーニング検査が、いずれ可能になるだろう。若年性の緑内障は、緑内障全体の一パーセントに過ぎないが、スクリーニング検査では、少なくとも三パーセントの潜在的患者が特定できると考えられる。そうなると、十万人に及ぶアメリカ国内の患者に対して、早期診断と、降圧剤の使用が可能になる（八）。

心臓疾患と脳卒中

冠状動脈疾患

冠状動脈疾患は心臓につながる冠状動脈の狭窄が特徴で、予防法及び治療法が次々と開発されているにもかかわらず、いまだに厄介な病気である。典型的な症状は、狭心症と呼ばれる締めつけられるような胸の痛みで、左腕、首、顎まで痛みが広がることもある。たいてい運動やストレスによって痛みが起こるが、それは心臓に流れる血液の量が減少するためだ。通常の生活ができないほど、重い症状が出ることも多い。予防策としては、規則的に運動をする、喫煙を減らす、脂肪とコレステロールの摂取を減らすなど、ごく日常的なことに加えて、血中のコレステロールレベルを低下させるため、薬物療法を行う場合もある。残念ながら、どの方法も、あまり大きな効果が望めないのが現状であり、それだけ遺伝子をターゲットとした治療法に、注目が集まっている。

その一つは、コレステロールの蓄積、代謝の方法を変えることを目的とした治療法である。現在のところ、この方法の対象と考えられているのは、遺伝子の異常によって、血中のコレステロール値が極端に高い少数の患者である。こういった患者は、細胞（特に肝臓の細胞）にLDLのレセプターがほとんど存在しないため、低密度リポ蛋白（LDL＝いわゆる悪玉コレステロール）を取り除くことができない。通常は、200mg/dL程度のコレステロール値が、最大1,000mg/dLまで上がることもあり、早いときには十代から、冠状動脈の狭窄や心臓発作が起きる場合もある。

これを解決するために、遺伝子治療の手法を使って、肝臓の細胞に正常なLDL遺伝子を導入し、肝臓のLDLレセプターの数を増やすという実験的な試みが行われた。処理された肝臓の細胞を患者の体内に戻したところ、血清中のLDL減少が見られた。（九）LDLレベルが極端に高い患者について、この治療の効果があるならば、コレステロール値がそれほど高くない患者の治療についても、治療の扉が開かれるだろう。

現在、深刻な血管の詰まりに対処する方法としては、A－Cバイパス術の他に、冠動脈形成術がある。これは先に小さな風船のついたカテーテルを、目的の動脈に挿入する方法で、詰まった部位までカテーテルを押し進め、そこで風船をふくらませて、硬化性の動脈の狭窄を壊して内腔を広げるという方法である。この作業によって、冠状動脈が傷つけられると、動脈成長因子が放出されて、動脈性の平滑筋細胞が急激に増殖し、再び血管は収縮して血流は減少してしまう。現在では、動脈が損傷しても、細胞が異常増殖しないようにする方法が研究されている。また、成長因子遺伝子を不活性化し、因子自体の合成を防ぐアンチセンス医薬の開発努力も続いている。細胞の増殖を防ぐ蛋白をコードした遺伝子を、心臓の血管の細胞に導入する試みも、動物実験で行われている。

損傷した心筋の修復

心臓発作は、狭窄した冠状動脈が、血塊によって完全に塞がれたときに起こる。心臓の電気的な制御メカニズムの乱れにより、心臓のポンプ機能が止まって、突然死が引き起こされることもある。一命は取りとめたとしても、心筋の一部が死んでポンプ機能が弱まり、鬱血性心不全の原因となりやすい。ポンプ機能の低下が進むと、腎臓の塩分、水分排出機能も弱まり、肺の浮腫や下肢のむくみなどが起こる。これまで、鬱血性心不全の一般的な治療と言えば、心臓のポンプ機能向上のためのジギタリス製剤と、塩分と水分の排出を促すための利尿剤の投与だった。この方法は、すべてとは言えないまでも、多くの患者に効果があった。

現在では、損傷した筋肉を交換する研究が進んでいる。骨格筋の細胞や、胎児の心臓の細胞を、心臓の損傷部分に移植し、弱体化した心筋の成長と機能回復を目指す研究もある[一〇]。また、心臓を形成しながらも、ポンプ機能には通常あまり関わらない結合組織の細胞も、心筋に代わる素材として使えるかどうかが研究されている。[一一] これが目指すのは、構造細胞を、遺伝子のレベルで、筋肉細胞として機能するように変質させ、正常なポンプ機能を回復させることである。

血管の成長促進

大腿動脈が閉塞すると、歩行中に強烈な痛みを感じるが、これは脚の筋肉の血管に、適切な量の酸素が送り込まれなくなるためだ。しだいに血流の量が減少して、ついには、脚を切断しなければならない事態を招くこともある。それを避けるために、三つの外科的手法が考えられる。(1)血管を塞いでいる脂肪を取り除く、(2)血管形成術を施す、(3)塞がれている部分にバイパスを通す。これらの方法でも、まだ問題を完全に解決するには至っておらず、まったく新しい治療法の開発が待たれていた。

そこへ、たいへん有望と思われる、新たな治療法が生まれた。大動脈が塞がれると、新しい血管が形成され、完全に塞がれた(あるいは部分的に塞がれた)場所を迂回して、血液を流すことで血流の減少を補おうとする機能が働く。新しい治療法はこの性質を利用したものである。しかしこの新しい血管、いわゆる側枝は非常に細く、数も少ないため、血流の不足の解消や、周囲の組織の保護には、役に立たない場合がほとんどである。何年か前に、血管内皮成長因子(VEGF)という、側枝の成長を促進する、自然発生的な物質が発見された。そこで、この蛋白を塞がれた血管壁の筋肉細胞に導入すれば、閉塞された部分の周囲に、十分な量の血液が流れるだけの、新たな血管の形成が誘発されるのではないかという理論に行き着いた。[一二] 他の試みと同じく、遺伝子を挿入するには多くの障害があった。ただし筋肉組織では、遺伝物質を運ぶべ

クターは必要ない。遺伝物質は、〝裸の〟DNAとして、細胞内に入り込めるのだ。(一三)
あまり目立たないが、将来、非常に重要になると思われる研究がある。重篤な下肢の動脈疾患に遺伝子治療を施したところ、側枝の著しい増加と痛みの緩和が認められ、場合によっては、脚の切断が避けられることが示されている。その治療を受けた十人のうち、一人を除いてすべての患者が、壊疽と潰瘍の両方を免れた。(一四)脚の血管で成功すれば、次のターゲットは間違いなく心臓の血管の治療だろう。言ってみれば、外科手術のいらないA-Cバイパスである。それが可能なら、現在広く行われている血管形成やバイパス手術の数は減ると思われる。しかし、さらなる研究が進められなければ、最初の手放しの賞賛が、今後も続くかどうかはわからない。

脳卒中

脳卒中は、数も多く症状も重い、脳の損傷である。原因は、突然、血塊が動脈を塞ぎ、脳の一部に酸素が供給されなくなることだ。臨床的には、体の片側が弱る、あるいは麻痺する、記憶を喪失する、視力が落ちる、話すことが不自由になるなどの症状が見られる。死亡率は十パーセントから十五パーセントで、それ以外の患者の二十パーセントに、長期にわたる入院が必要となる。つい最近までは、脳卒中による脳の損傷を、予防したり、修復したりする手段はなかった。そんなときに、心臓発作の治療法と同じくらい効果の高い、〝脳発作〟治療が可能になるかもしれないというのだから、そのインパクトがどれほど大きいか想像がつくだろう。

現在の治療は、遺伝子工学によって開発された薬品、(一五)ヒト組織プラスミノゲン活性化因子(tPA)を投与して、血栓を溶解する方法に頼っている。効果をあげるためには、発作が起こって短時間のうちに治療を施さなければならない。それができれば、患者の半分は障害が残らずにすむ。しかしｔＰＡで合併症が引き起こされることもあるので、まったく問題がないわけではない[一六]。

脳の一部に損傷が起こると、細胞レベルの反応が連鎖反応を起こし、広範囲にわたって深刻な影響を与えるという発見から、新たな治療薬開発のうねりが生まれつつある。脳の血管が詰まって脳細胞への血液供給が遮断されると、酸素がまったく届かない部分の細胞は、何分もたたないうちに死んでしまう。またその周囲の組織も、血液の供給がすべて止まるわけではないが、やはり深刻な損傷を受ける。血液供給の減少によって、破壊的な活動の連鎖が起こる。まず細胞膜が傷つけられると、そこからグルタミン酸塩が流出し、グルタミン酸塩が増えると、今度はカルシウムイオンが細胞の内部に流れ込んで、細胞の自己破壊を起こす酵素が活性化される。この連鎖を断ち切るための、いわゆる神経保護薬の開発が、数多くの企業で進められている。その中には、毒性を持つ〝ラジカル〟分子を中和する抗酸化剤、カルシウムが細胞内へ過度に流入するのを防ぐ、カルシウムチャネル遮断薬、過度のグルタミン酸塩による中毒作用を防ぐ薬剤などがある[一七]。

将来は、ｔＰＡ（あるいは同類の薬品）と、神経保護薬を組み合わせた治療が中心になると考えられるが、患者の生命を左右するのは、発作が起こったとき、速やかに手当を受けられるかどうかである。最新のＭＲＩ技術によって、酸素が欠乏した正確な部位を、たちどころに特定できる。それよりも困難なのは、脳卒中は一刻を争う病気なので、患者をただちに救急救命室に運ぶ必要があるという認識を、広く社会全体に行き渡らせることだろう。

免疫性疾患と感染症治療の進歩

自己免疫疾患

健康な人間の免疫システムは、バクテリアやウイルスなど、外部から侵入する蛋白のみを、体内の器官を保護するために破壊する。この防衛機能における最大の武器は、リンパ球と呼ばれるタイプの白血球細胞である。体内では何十億という数のリンパ球が生産され、その一つ一つが、特定の蛋白を認識できる。主要なリンパ球としては、外部から侵入した蛋白に対し抗体を生産するB細胞と、さまざまな防衛機能に科学的信号を送るT細胞の二つがある。胚の段階で、個体の中に蓄えられるリンパ球の量が増えるにつれ、人体は自分自身の組織を破壊する危険のあるリンパ球を認識して、排除できるようになる。このスクリーニング過程によって、人体は〝自家製〟の物質に対して完全に耐性を持つ一方、自家製以外の蛋白を攻撃できる。

自己免疫疾患とは、ある種のリンパ球が、正常な組織を外部からの侵入者であると誤って認識し、攻撃の対象とするものである。その攻撃対象となった組織のタイプによって、病気の種類が決まる。たとえば、膵臓のインスリン分泌細胞が破壊されれば糖尿病になり、関節の表面の蛋白が破壊されれば、慢性関節リウマチになる。他に一般的な自己免疫疾患として、多発性硬化症、エリテマトーデス（紅斑性狼瘡）、乾癬、ある種の甲状腺機能亢進症や、血管が破壊される病気などがある。このように、互いに何の関わりもないと考えられていた、原因不明の一群の病気が、実は基本的に同じ病因によるものであると知られるようになった。この発見から、リンパ球の誤認が起こるメカニズムが、集中的に研究されている。

　中でも、動物における若年型糖尿病の研究から、示唆に富んだ発見があった。外部から侵入したバクテリアへの攻撃が誤認につながる可能性があり、その最悪のケースが、若年型糖尿病であると指摘されたのである。これは若年型糖尿病（1型糖尿病）と、コクサッキーウイルス感染症（子どもに多い一般的な風邪と喉の痛みの原因）の結びつきに気づいたことから始まる。コクサッキーウイルスが、免疫機能によってアミノ酸の鎖に分けられると、これらの鎖そのものに対する攻撃が起こる。ところが攻撃を受けるウイルスの破片の構造が、膵臓のインスリン生産細胞と酷似しているため、免疫システムがこれらの細胞も侵入者と見なして破壊してしまうのだ。若年型糖尿病は、この〝分子の擬態〟が原因であると考えられ、その他にも、感染性の病原体と人体の組織（関節の表面など）の蛋白成分との反応が、自己免疫疾患を起こすケースがあるかどうか調査が進んでいる。[一八]

　現在の自己免疫疾患の治療では、病気を起こすリンパ球の活性を抑えることが焦点となっている。プレドニゾンなどの免疫反応抑制剤は効果的だが、有害なリンパ球ばかりではなく、人体に不可欠な、正常なものの働きまで抑制してしまう。また自己免疫疾患の治療は、体の免疫力を弱めるものなので、感染症の罹患率が高まる危険もある。免疫抑制ステロイドも、白内障、糖尿病、骨粗鬆症の発症などの副作用があり、限定的な使い方しかできない。しかし最近になって、有害なリンパ球だけを選んで攻撃する方法を開発するために、分子医学の技術が導入された。たとえば乾癬を起こす特定のリンパ球は判明している。それらの細胞をターゲットとした抗体を使う治療では、まずまずの成績があがっている(一九)。

もう一つは、経口寛容化と呼ばれるプロセスを利用した方法である。ある蛋白が静脈や筋肉に注入されたときには、激しい免疫反応を起こすのに、食物として口腔から摂取されたときには、消化管の免疫システムが攻撃を抑えるという性質がある(二〇)。外部の蛋白に対する通常の反応が胃腸内で防がれなければ、食物の摂取によって、ひどい免疫反応が引き起こされるはずだ。この現象が明らかになってから、ふつうならば排除されるはずの蛋白の「寛容化」を誘発するための実験が行われた。多発性硬化症の患者に、ウシの神経細胞の表面から採取した蛋白を食物として与えた実験では、この病気に特有の発作が弱まったと報告された(二一)。また、慢性関節リウマチの患者にコラーゲン抽出物を摂取させた実験でも、同様に、好ましい結果が出ている(二二)。最近の動物実験では、多発性硬化症、脳炎、関節炎、糖尿病における、経口寛容化のメカニズムを解明するヒントが示された(二三)。

広がる臓器移植

臓器が修復不可能なほど損傷すると、臓器移植以外に回復の手段がない場合がある。しかしヒトの臓器移植には、多くの論理的、倫理的問題が山積しているし、実際の移植の際にも、レシピエントと組織適合性のあるドナーが見つかるか、摘出された臓器をすみやかに輸送できるか、といった要素に左右される。異種間臓器移植、つまり他種の動物の臓器を人間に移植できれば、そのような問題の多くを避けられるかもしれないが、免疫による拒絶反応という壁が立ちはだかっている。しかし、ヒト遺伝子を動物に組み入れれば、激しい拒絶反応も抑えられ、移植に適した臓器が得られる可能性もある。ヒト遺伝子を挿入した結果、動物の組織に、ヒト組織適合抗原が現れ、免疫システムに、それが人間の組織だと思いこませることができるかもしれない。この分野の実験には、注意が必要である。動物の臓器には未知の病原体が存在しているかもしれず、ヒトという宿主に移植してしまうと、根絶は難しい、あるいは不可能ということもあり得るからだ。ヒヒのような霊長類からの移植は、ブタの臓器に比べて、はるかにリスクが大きい。霊長類は生物学的に人間に近いので、人間に感染する病気を宿している可能性が高いからである。

抗生物質耐性感染症

一九三〇年代、十二歳で〝両側肺炎〟にかかったときの記憶は、今でも鮮やかに蘇ってくる。深い咳、倦怠感、食欲減退、そして高熱によって、体がどんどん弱っていった。薬はサルファ剤ですら手に入らず、肺の血液循環がよくなるのではないかという淡い望みをかけて、からし泥（反対刺激湿布剤）を胸に塗っていた。近所の医者が毎日やってきて、いかにも気の毒といった様子で私を診察し、そして出ていくのだった。熱が下がって回復するか、病気の勢いが衰えずに、そのまま死ぬか、二つに一つだと誰もが知っていたと思う。この記憶があるからこそ、抗生物質が現れる前の時代と、ペニシリンやストレプトマイシンなど〝奇跡の薬〟が当たり前のようにある現在のコントラストを、強烈に感じるのだ。肺炎双球菌、連鎖球菌、ブドウ状球菌、結核菌など、恐怖の的であった有機体は、近代の医薬品のおかげで撲滅されたと、最近までは思われていた。

しかし非常に厄介なことが起こった。ここ何年かで、耐性のある微生物の種類がどんどん増えており、治療手段のない感染症に悩まされる時代に逆戻りするのではないかという危惧がクローズアップされているのだ。ダーウィン理論の自然淘汰プロセスが、バクテリアの抗生物質耐性の増進を助長して、抑制の努力をくつがえした形だ。確実に効果のある薬品は少なくなっている。製薬業界がごく少数の薬品群に依存し、耐性の問題に対応できるよう、それらに繰り返し修正を加えてきたのも、理由の一部である。現在使われている基本的な化合物は十六種類程度で、それが百六十種類もの違った形につくり変えられている。しかしバクテリアは、その効能を避けるような発達を遂げる。この二十年間、新しい抗生物質は発見されておらず、以前のものの変異体からは、効果が失われている。腸内に寄生する非常に危険な菌、エンテロコッカスには、今、存在するどんな抗生物質も利かない。なお悪いことにその菌は、耐性を他のもっと危険なバクテリアに移転する潜在的能力まで持っているのだ。[二四]

耐性菌による伝染病の大流行の可能性が否定できなくなり、製薬会社は新たな研究を始めている。つまりまったく新しい種類の抗生物質の試験的な研究である。[二五]その研究は、何千という化合物の中から、殺菌効果を発揮するものをスクリーニングするものではなく、分子生物学の技術を使って、菌のゲノムの弱点を探し出すという方法である。たとえばバクテリアの毒性の程度を決める遺伝子や、その遺伝子が生産する蛋白を特定し、ワクチンの生産に利用するといった研究が進められている。これらの研究から、〝有毒〟遺伝子がつくりだす蛋白など、薬物の攻撃目標が定められるはずだ。またバクテリアが表面を脂質の膜でおおい、自らを守るメカニズムを弱める研究も行われている。[二六]そのような防護膜がなければ、人体の防衛メカニズムで、バクテリアを簡単に排除できるかもしれない。

感染症との戦いにおける最近の大きな勝利は、第一章でとりあげた、消化性潰瘍の原因であるヘリコバクターピロリに関するものである。DNA配列を解析する最新のコンピュータ技術の力で、ヘリコバクターピロリのゲノムの配列が完全に明らかにされた。その結果、バクテリアが人間の消化管という不利な環境でどう生き残るのか、どうすれば、さまざまな防御の壁を崩せるのかを解明するための貴重な情報を入手することができた。特定された遺伝子の中には、胃の内部に入り込み、その細胞に付着する能力を生じさせるものもあった。他にも、宿主の消化液から菌に入る塩酸を排出される遺伝子、免疫反応を避けるため、菌の表面をおおう組成を変える遺伝子などもあった。

病気を発生させるバクテリアの防衛メカニズムを分子レベルで解明できれば、新しい特効薬の開発も夢ではない。しかし分子医学の知識に基づく、新しい薬物が使われるようになるのは、まだ五年から十年は先のことだろう。また、薬の生産が可能になっても、その開発と検査に必要な、高度な研究と臨床試験の費用として、目の玉が飛び出るほどの予算が必要とされるのは容易に想像できる。当面、細菌性の病気に関しては、効果的な治療法が現われることは期待できない時代が続くだろう。

ウイルス感染

HIVなど、よく知られたものから、将来、発生するかもしれないウイルス感染症の治療法にも、大きな進歩がもたらされると思われる。最近エイズ治療に導入され、他の病気にも大きな効果を発揮する可能性があると考えられているのが、プロテアーゼ阻害剤と呼ばれる薬でウイルスの複製を妨げる方法である。この薬品は、ウイルスの構造を完成させるのに必要な、蛋白の生成を阻害する働きを持つ。他に、ウイルスが遺伝物質を複製する過程を阻止する、ヌクレオシド誘導体と呼ばれる新種の薬品開発も進んでいる。さらに、ウイルスによって発現する、有害な蛋白の活性化を防ぐという治療法も考えられる。

ウイルス性疾患に対する新しいタイプの効果的な治療法を開発するには、感染ウイルスの遺伝子コードに関する新しい知識に基づいて、多面的なアプローチを取り入れる姿勢が不可欠だろう。治療によって体内のウイルス量を減らすことはできるが、ウイルス感染を完全になくすことは期待できない。ウイルスの根絶と、長期的に有効な感染症の治療は、ウイルス特異的な薬物療法と、患者が本来持っている免疫反応の強化を、どう組み合わせるかにかかっている。第一の目標は、新たなウイルスが病気の原因となることがわかったら、すぐそれに合わせた免疫技法によって、感染症の広がりを防ぐことである。

分子治療の限界とコストへの影響

少なくとも初期の段階の分子治療は、対象とする病気が何であろうと、理想のレベルにはるかに及ばず、すぐに効果が現れるとは期待できない。また治療の費用が下がることも、まず考えられないだろう。遺伝子治療の成功とコスト軽減の足枷となる要素を、いくつかあげてみる。

・長期的に効果を持続させるほど、十分な数の——そして適切な——細胞に遺伝物質を導入するのは困難なため、遺伝子治療は部分的にしか効果を発揮しない。これは癌の治療において、特に深刻な問題である。癌細胞がたった一つ残っているだけで、そこから再発する可能性があるからだ。遺伝子の発現を抑制する薬剤が細胞膜を通過するのは難しく、治療の鍵となるターゲットがある核にまで到達するのは、さらに困難である。

・分子レベルの薬物療法で思いもよらぬ反応が出て、薬の効力が発揮されず、また別の治療が必要になることも考えられる。

・新しい治療法の対象となるのは、これまでの治療法で効果が現れなかった患者が中心になると思われるので、医療費の需要がさらに大きくなる。

・治療効果が現れたとしても、これまでは、幸か不幸か短期的に決着がついていた病気が、長期的な慢性病となり、治療期間と費用を増大させるだけの結果に終わるかもしれない。エイズ患者に対するマルチドラッグセラピーは、その典型である。新しい薬品は、間違いなく病気の進行を遅らせるが、完全な治癒が可能になるのは、まだ何年も先になると専門家は見ている。

これから二十五年から三十年先には、遺伝子と、それがつくる蛋白についての理解が進んで、治療のターゲットが正確に特定できるようになり、これらの問題の多くが解決されているだろう。それは病気の予防と迅速な治療が、広い範囲で効果を発揮できる時代に手が届く地点に、医学が到達するということだ。

十　ユートピアへ　二〇五〇年が迫る

二〇五〇年を迎えたとき、病気との戦いが、どのような様相を示しているか、正確に予測するのは、当然、不可能である。しかし医学の進歩が現在のペースで続けば、食餌療法、環境因子、そして遺伝子治療、蛋白質をターゲットとした薬品、それぞれの効果が組み合わされ、主な病気のほとんどが、事実上、姿を消しているとも考えられる。

経済的な見地から最高のニュースは、これらの進歩が、コストの低下をもたらすという点である。分子医学の黎明期には上昇の一途をたどった医療費も、そのころには頭打ちとなっているだろう。現在、研究に注ぎ込まれている、知的、社会的資本が結実して、治療部位を絞った、短期的な治療が開発され、病気のコントロールが容易になれば、医療費はさらに減少すると思われる。病因が減り、外科手術も、事故、その他の原因で、外傷を受けた場合以外は、あまり行われなくなるだろう。介護施設、家庭双方における、非急性疾患医療（ＮＡＣ）費用も、健康な老人が増え、死の直前まで通常の生活、あるいはそれに近い生活を送ることで、大幅に低下すると思われる。

病気の抑制を目指す医学が進歩した結果、平均余命も劇的に延びているはずだ。それがどの程度になるかは、純粋に推測の領域になるが、現在、最も人口増加が著しいのは、八十五歳を超える高齢者層で、その現象を支えているのが医学の発達であるということは、言及しておかなければならない。一九六〇年から一九九五年の間に、アメリカの人口は、全体で四十五パーセント増加している。ところが、八十五歳を超える層に限ってみると、増加率は三百パーセントである。(一)しかも、百歳を超える人々の数が、同じくらいの比率で急増しているため、百歳まで生きることは、数十年前のようなニュースバリューを持たなくなってしまった。アメリカでは、今後の五十年で、百歳を超える人口が爆発的に増加すると予想されている。一九九〇年に三万七千人だったのが、二〇五〇年には四百万人に達するという。

人口統計局の計算では、二〇五〇年の平均寿命を、今よりも八年しか長く設定していないが、(二)ヒトの平均寿命は、理論的に百二十歳まで、自然の制約をまったく受けずに延びるとする専門家もいる。(三)分子医学の進歩と老化のプロセスの理解がこのまま続けば、寿命が百三十歳以上にまでなるという予想も、現実のものとなるかもしれない。

老化は治療可能か

年をとるにつれて病気にかかりやすくなるのは事実だが、特定の病気とはまったく関係のない身体的な衰えも現れる。特徴的な症状としては、食欲の減退、筋肉の衰弱、不安定な歩行、皮膚のかさつき、肺と腎臓の機能低下などがあげられる。これらすべてが老化による衰弱の一因であり、たとえ明らかな病気がなくても、体が弱りつつあるというサインでもある。これからの十年で、まだ解明されていない老化のプロセスに、綿密な調査のメスが入れられることになるだろう。

ウェルナー症候群の研究から、さまざまなことが明らかになりつつある。ウェルナー症候群とは、老化が通常よりも極端に速く進行する、悲惨な病気である。この病気の患者は、十代、二十代であっても、髪が白くなり、白内障、筋肉の衰え、骨密度の低下など、老人特有の現象に見舞われる。皮膚の生検では、その組織構造が老人のものと類似していることや、細胞の複製能力が著しく低いことが示された。なぜ早い時期に老化が始まり、死に至るのか、以前はその原因がわからなかったが、現在では、遺伝子の欠陥によって、異常な〝ヘリカーゼ〟蛋白が生産されるためと考えられている。この蛋白は、通常のＤＮＡ修復プロセスを阻害する。そこに早期老化の鍵があるらしい。ヘリカーゼの異常は、癌の発症、早期の心臓病、まれな種類の皮膚病など、他の病気を引き起こすらしいこともわかってきた。異常に早い老化プロセスにおける、ヘリカーゼとＤＮＡ修復の役割が特定されたことは、通常の老化プロセスの理解を深めるうえで大きな意味を持っている。(四)

これとは逆に、回虫の研究において、四つの遺伝子が突然変異を起こすと、回虫の寿命が、通常のほぼ五倍——ふつうは九日なのが二か月くらいにまで——に延びることが発見された。この

〝長命〟突然変異を持つ回虫は、代謝率が低く、食べ方も動きも不活発で、全体的にのんびりとしている（人間でもありそうな話なのがおもしろい）。この発見から、衰弱と死の鍵を握っているのは、〝生活の速度〟とする意見が出てきた。ゆっくりとした生活を送れば、代謝の副産物でありDNAを傷つける毒性酸化物（フリーラジカル）の生産が減少する、あるいは損傷がすばやく修復されるのではないかと考えられている。この考えもまだ推測の領域を出ないが、遺伝子の改変で寿命が延びるのは間違いないようだ。(五)

老化による身体の消耗を遅らせる最初の試みは、DNA、蛋白、その他の生物学的物質の損傷を招く、反応しやすいフリーラジカルを減らすことを焦点に定めている。体内には、自然に発生する酸化抑制剤など、フリーラジカルに対する独自の防衛システムがある。この防衛機能を高めるため、ビタミンC、E、ベータカロチン、セレニウムなど、さまざまな酸化抑制作用のある栄養補助食品の摂取が勧められている。動物に酸化抑制薬品を投与する実験では、わずかながら寿命の延びが認められた。しかし現在、世間に出回っている栄養補助食品が、その実験と同じような効果を、人間にもたらすという証拠はない。しかしこれらの食品の流行は、老化は防げる現象だと人々が認めたことを示す、画期的な事件なのである。

細胞死のプログラムという、重大な生物学的現象の発見も、今後の新たな研究への道を開いた。試験管の中で培養されている細胞は、ふつう五十回ほど分裂すると、〝細胞死〟プログラムが作動する。このプログラムは明らかに、染色体の両端にあるテロメアが失われることによって起こる。癌の分子レベルでの発生起源の論議で言及したように、テロメアは染色体の中にある遺伝子が傷つけられるのを防ぎ、細胞分裂が正常に行われるよう促す。細胞が分裂するたびにテロメアは短くなり、限界まで短くなると、信号が送られてそれ以上の複製ができなくなって細胞は死に至る。このテロメアの短縮を防ぎ、細胞の老化と死を防ぐことは可能だろうか。最も期待が集まっているのが、テロメラーゼという天然の酵素である。この酵素は染色体の先端にあるテロメアを、新たに合成する能力を持っている。テロメラーゼを活性化させる技術が開発されれば、テロメアの欠損を防ぎ、細胞が死ぬまでの器官を伸ばし、ひいてはその生物体の寿命を伸ばすことが可能になるかもしれない。ただし癌細胞の増殖が避けられればの話だが。(六)

老化には、他にも多くの要素がからみあっているので、テロメラーゼの活性化だけで、老衰が防げるといった奇跡は起こらないだろう。しかしフリーラジカルや、ウェルナー症候群におけるヘリカーゼの役割などに関わる発見と合わせて考えると、老化についての理解が新時代に入りつつあることが示されている。老化とそれにともなう病気を、臨床的に理解しコントロールする方法に、この研究が大きな変化をもたらすかどうかは、まだはっきりとわからない。しかし二〇五〇年の時点で、老化が治療可能な病気として扱われるようになっていることも、考えられないわけではない。

長寿の社会的意義

一見有益に見える、どのような社会的変化も、新たな問題を発生させる可能性がある。次々と病気が克服されている現在の状況も、もちろん例外ではない。癌、心臓疾患をはじめとする、さまざまな病気の不安、そして医療費の高騰といった問題が解決されると、それに代わって、人口爆発への懸念がふくらみ、並外れて高齢まで生きる老人が、大きな社会的問題となっているかもしれない。

人口増加が人類を脅かすというのは、とりたてて新しい認識ではない。トマス・マルサスは、一八〇〇年前後に、人口は加速度的に増加するため、人口を一定水準に保つためには、戦争、飢饉、伝染病、または、さらに当てにならない、自発的な〝道徳的抑制〟に頼る以外ないと論じた。しかし、人口過密が初めて政策上の大きな懸念として浮上したのは、一九六〇年代に、大きな影響力を持つローマクラブによる人口増加の制限に関する報告書と、広く世界で読まれた、ポール・エールリヒの『人口爆弾』が発表されてからだ。この二つを含めて、同じテーマを扱った当時の論評は、高い出生率を人口危機の根拠としていた。

しかしすでに一九五〇年代――ちょうどDNAの二重らせん構造が発見されたころ――から、SF小説の世界では、近代医療の奇跡によって寿命が延び、人口過密が起こる様子が描かれている。カート・ヴォネガットは、一九五三年に発表した短編『明日も明日もその明日も(Tomorrow and Tomorrow and Tomorrow)』で、老人が増えすぎて動きが取れなくなり、高齢者を敬う気持ちもすり減ってしまった社会を、ユーモラスかつ非常にリアルに描いている。次のようなやりとりに、その世界が映し出されている。

「ときどき、あんまり腹が立つもんだから、おじいちゃんの不老薬を薄めてやろうかと思うくらい」エムが言った。

「そりゃ、『自然』に反することだよ、エム」と、ルー。「殺人を犯すことになる。それに、ぼくたちが薬に細工しているのを見つかったら、相続人のリストからはずされるだけじゃなくて、首を折られるかもしれない。おじいちゃんは百七十二歳だけど、だからといって、ウシ並みの力を失ったってわけじゃないんだ」

「自然に反するですって？　もう何が自然なのか、誰もわかっちゃいないのに。ああああ、わたしだって、薬に細工をするなんて、そんなことできないと思ってるわよ。だけどね、ルー、誰かが、ちょっと手を貸してやらなきゃ、おじいちゃんはいつまでもここにいるんじゃないかと思えて仕方ないのよ。まったくもう。ヒトが多すぎて、向きを変えることもできないのに、ヴァーナは赤ん坊を死ぬほど欲しがり、メリッサは一人も生まずに、いつのまにか三十歳よ」彼女は、足を踏みならした。「もう、あのしわだらけを見るのもうんざりだし、個室を占領されるのも、一番いい食べ物をさらわれるのも、テレビのチャンネル権を取られるのも、遺言状をしょっちゅう書きかえることで、みんなが振り回されるのを見るのもたくさんなの（七）」。

広く議論を巻き起こした一九七三年作の映画『ソイレント・グリーン』は、ハリー・ハリスンが一九六六年に書いた短編小説を下敷きにしたもので、医学の進歩による爆発的な人口増加に対処するための、不気味な大量殺人計画を描いている。他にも一九六〇年代から一九七〇年代にかけて、ＳＦの分野では、人口増加を解決するための、組織的な安楽死を描いた作品が多い。どの作品でも、誰が死ぬべきかを選ぶ方法について作者の独創性が現れている。無作為のくじ引きから、老人や弱者や政治犯の容疑者を選ぶといったやり方まで、さまざまである（八）。特に恐ろしいのは、医療関係者が殺人を手助けするという筋書きのものである。たとえばある小説では、ワクチンを支給する際に、一定の割合が偽薬とすり替えられ、人口の一部が無作為に感染症で死ぬよう計画される。これよりは多少ましなのが、人口過密のジレンマから抜け出すために、生殖の制限を強制される世界を描いた短編群である。フィリップ・ホセ・ファーマーは、一九八五年作の『デイワールド』で、人口増加の問題に、また違ったアプローチを考え出している。それは、誰もが、七日のうち一日だけ、意識を取り戻して自由になり、残りの六日は、収納施設の中に押し込まれる世界だ（現代のオフィスワーカーならば、もうすでに起こっていると言うかもしれない（九））。

これら想像力を駆使した推測は、実質的な役に立たないかもしれないが、医学の発達が諸刃の剣であることを、すでに認識しはじめた人々がいることを、はっきりと示している。それは、この本を通して論じてきた、経済的な因果関係ばかりではなく、誕生、老化、死という、自然のサイクルを乱す恐れがあるという面にも向けられている。生殖の自由の制限や、強制的な安楽死は、現在ではとても考えられないが、今後五十年の間に人口問題がさらに深刻化すれば、どのような策であれ、検討の対象になってもおかしくはない。

この問題に対して、すぐに実行可能と思われるのは、寿命を延ばすための研究よりも、生命の質を高める研究に、国が資金を助成することだ。遺伝子治療よりは、聴力や視力の低下、皮膚の衰え、その他、加齢による身体的な不自由を減らす医療が重視され、遺伝子研究に対する助成金が削られることになるかもしれない。これなどは、平均余命の延びを抑える政策としては、比較的、穏やかな方だが、やはり激しい反発が起こることが予想される。科学の進歩を故意に遅らせる態度も、当然、人々の不安をあおる原因となるだろう。私たちができるのは、何十年か後に、科学的進歩のジレンマが露わになったとき、ヴォネガットの描く世界が現実になるのを避けるため、人類の英知によって何らかの答えが出ているよう祈ることだけである。純粋に科学的な理由から、これ以上の寿命の延びは実現せず、百三十歳の老人が優位を占める社会は、決してやってこないかもしれない。しかし、ここ何十年かの医学的進歩を考えれば、病気や死は、百歳を超えてから直面する問題となる世界が現れても、何の不思議もないと思わせる理由が、山ほど見つかるのである。

エピローグ

二十一世紀の初めに直面すると思われる問題の解決策を探る上で、これまで論じてきたようなことに、どう対処すればいいのだろうか。私たちは、あらゆる病気が克服される未来像に酔いながら、近い将来、一部の患者に対する治療を拒否する必要が出てくるという予想に、苦い思いを抱く。研究者や臨床医たちが打ち立てた業績を賞賛しながら、医師をはじめとする医療提供者の行動を規定する、はっきりとした規範がないのを不安に思う。遺伝子治療によって、ふたたび、すべての国民の医療がまかなえる時代がくると期待されているが、健康保険制度は、各人が受けられる治療の質に序列をつける方向へと進んでいる。医療システムの中の、どんなに小さな無駄も排除する努力がなされているが、コスト上昇率は、一向に下がらないのが現状である。医療の大きな可能性と、それを縛る制約とが、これほどはっきりと現れたことはかつてなかった。

国家予算がますます医療費に注ぎ込まれ、雇用主が従業員の給料を、ますます保険料の支払いに振り向けるのを余儀なくされている現在、これらのジレンマを解消する、効果的な方策を見つけなければならない。考えられるのは、たとえば生物医学研究に対する政府の助成金を減らして、医学的な研究開発装置の導入を控えることである。しかしアメリカ人は、医学的進歩を当たり前ととらえており、今後も医学研究は、政府プログラムの中でトップに近い優先順位を占めるだろう。医学研究の分野で、近い将来に実行可能と思われる唯一のコスト削減策は、高額治療の施行を大きな効果が見込める患者だけに制限して、ごくわずかな効果しか望めない患者には行わないことである。アメリカ国民は医療の制限という考え方に反発するが、ＨＭＯなどのマネージドケア組織では、我々が気づかないうちに、すでにサービスの制限が始まっているのだ。この傾向は今後も続き、そのような決定を明らかにして、はっきりとした基準を示し、法規制のもとで行うべきだという医療消費者の側からの圧力が高まっていくだろう。

しかし、どのような制限を行うかを公表すると、患者の医療を受ける権利と矛盾する点が多いことが明らかになるため、受け入れられるまでには時間もかかるし、すべてが受け入れられるとも考えられない。現在のマネージドケア方式が、なぜ都合がいいのか、その理由は、たとえ医療費の支出を抑制するために治療を制限する決定を行っても、現場の職員や、政府機関の誰かを、その責任者に仕立てなくてすむという点にある。マネージドケアの提供者は、責任の所在があいまいな、このぬるま湯的な状況を守ろうとするだろう。またすべての患者に対して、特定の治療を行わない方式よりも、制限の基準がいいかげんなシステムの方が、自分の望む治療を受けるチャンスが多いと感じる患者がいてもおかしくはない。統一のないこのようなシステムは、政治的な必然と言えるかもしれないが、論理的には許されるものではない。

今後は、マネージドケアを規制する上で、政府がこれまで以上に重大な役割を果たすことになる。一方では、州と連邦の保険支出を抑制し、雇用主など、支払人の要望に応える手段として、これからもマネージドケア方式を奨励していくだろう。その一方で、患者の権利の保護を叫ぶグループの高まりゆく不満に応えるため、マネージドケア産業における治療の質を統制せざるをえないことは、政治家自身が自覚している。その結果、出産後の早期退院強制などが禁止され、患者側の要望は取り入れられたが、その分、マネージドケアのコスト削減効果が鈍ることになった。こうした土壌で、マネージドケア業界では、合併統合による組織の強大化が進み、コスト抑制と消費者保護の板挟みになった政府との争いが絶えない。

同様に、今、政府による包括的な健康保険を導入すれば、政治的な混乱は避けられない。それでも保険の適用範囲を、幼児及び未成年にも拡大することを求める声が議会で高まっている。従来の医療システムでは無保険だった人々にも、何らかの対策が講じられる可能性もあるが、そのような目標を達成するためには、医療システムへの政府の思い切った介入が不可欠である。さらにマネージドケア組織と医療提供機関が合併して、巨大な利益追求企業に姿を変える風潮により、反トラストの問題が持ち上がっているが、これも政府の介入なしでは取り組むのが難しい。クリントン大統領の国民健康保険プランは、今では政治的誤算のケースと見なされているが、その提案の多くを、これからの何十年かの間に、何度も聞くことになるはずだ。

今後二十五年は、特に困難な時期と予想され、国民の意思が分裂する可能性もある。それでもなお、新たなユートピア思想を失わないでいることが大切である。広い範囲にわたる病気の克服は、もう哲学者やSF作家だけのものではないのだ。私たちは、医学の進歩とともに生じる、倫理的、社会的な問題についても、科学的な挑戦と同じように、厳しい態度で立ち向かうことが求められる。何よりも夢を実現するために払う犠牲、特に医療の制限という重い領域では、公平と平等の原則を貫かなければならない。それができなければ、病気の撲滅も空しい勝利に終わることになるだろう。

訳者あとがき

SF作家、星新一のショート・ショートで『生活維持省』という作品がある。いつの時代のことか、ある国では、国民ひとりひとりに、じゅうぶんな面積の土地を与えなければならない、という方針を政府がかかげていた。その国には、犯罪も、交通事故も、病気も存在しない。国民は美しい風景に囲まれながら、不安や心配のない、幸せな生活を送ることができる。しかしその方針を維持するため、すべての国民が生きる権利を与えられるとともに、〝死ぬ義務〟を課せられ、絶対公平と言われるコンピュータが、毎日、その義務を果たす人間を選び出す。それを実際におこなうのが、生活維持省の役人の仕事だ。幼い娘のところに、「死に神」が来訪したとき、娘の母親は、代わりに自分を殺してくれと頼む。役人はその母親に向かって懇々とさとす。今の生活に慣れきってしまって、そのありがたさを忘れているのではないですか？　個人の言い分をすべて認めていたら、昔のような世の中に戻るのは目に見えている。あっという間に人口が増え、交通事故がたえまなく起こり、教育の行き届かない子どもたちが街にあふれ……そして最後に行き着く先は決まっている。戦争です……そんな世の中だったら、お嬢さんも、この年齢まで生きていられたかわからないではありませんか……。

そして最後、この役人自身が、コンピュータの名指しを受け、明るい小川のほとりで、その義務を果たす。生存競争と戦争のない平和な世の中で、これまで生きられて楽しかったな……と、つぶやきながら。

ざっとそんな筋立てだが、情景描写の美しさと衝撃的な内容のコントラストが強烈で、初めて読んだときから二十五年以上たった今でも、折りにふれて思い出す作品だ。

本書を訳しながら、私はやはり、この作品のことを思い出していた。といっても、本書自体に、SF的な要素は何もない。(アメリカにおける)これまでの五十年間の医学的な進歩を総括し、今後の五十年にどんなことが起こるか、技術、倫理、政治、経済など、さまざまな側面から検討する試みで、医学の発達の利点と問題点を冷静に分析するという、非常に現実的で、地に足の着いた議論だ。現在の世の中が、すでに古典的SF小説に描かれた〝近未来〟になってしまっている。

確かに医学を含めて、科学の発達はすさまじく、ほんの少し前までは考えられなかったことが、じわじわと現実のこととなっている。臓器移植、クローン技術、着床診断、遺伝子治療。このまま進歩が続けば、それこそ不老不死や、(自分の好みの子どもを〝デザイン〟してつくる)デザイナーチャイルドまで、実現してしまうのではないかと思えるほどだ。この本の原題タイトルどおり、〝病気のない一生〟というのも、あんがい夢物語ではなくなるかもしれない。

しかしそこに現実的な問題がある。すべての病気を克服するのが技術的に可能になったとして、果たしてそれが、ごく一般の人々にとっての福音となり得るのだろうか。高度な医療には、当然それだけのコストがかかる。本書でも、医療のコストと、それをめぐる社会的な制度については、かなりのページが割かれている。それらは主にアメリカの事例で、国民皆保険制をとる日本とは共通点が少ないかもしれないが、今後の医療費負担を考えるうえでの、ヒントになるのではないかと思う。

日本は世界的に見ると、国民医療費が特に高いとは言えない。しかし看護師の不足、入院日数の長さ、薬剤費の高さなどの問題が指摘されている。一方、保険証一枚で、どこの病院でもかかることができるというのは、非常に利便性が高い。どの国にも固有の事情があるので、よその国でうまくいったからといって、その制度をそっくり持ってきても、うまくいかない。日本なら日本人の感覚や心持ちに合った、制度が必要になるだろう。現在の急速な少子高齢化によって、保険や年金の危機が強調されている。実際、健康保険の自己負担率の上昇、老人医療の一部負担金の変更、介護保険の導入など、ここ何年かで、いくつかの変化が見られた。現在の小泉内閣でも、医療保険制度改革は最重要課題の一つであり、国民の関心も高い。限られた医療費をどのように分配するか──重大な疾病の治療費のカバーを中心とするか、予防医療に力を注ぐかなど──それは国全体で考えなければならないことだが、今後さらに医療技術が高度化し、高齢化が進むことを考えれば、患者側の負担が増えこそすれ、減少するとは考えにくい。技術の発達によって、治療の選択の幅は広がった。その中から何を選ぶかは、患者（あるいはその家族）に委ねられる、また患者自身もそれを望むという傾向が強まるのではないだろうか。ただ医療現場において、患者はあくまで治療の受け手であるし、医学については素人である。医師や看護師といった専門家を前にして、自分の希望を通すというのは、かなり難しいだろう。

本書の著者も書いているとおり、医療制度は、できる限り、平等、公平の原則が貫かれなければならない。しかし何をもって平等とするかは、人それぞれとらえかたが違う。いたずらな延命措置はしてほしくない、延命よりは痛みの緩和を、できるなら自宅で最期を看取ってもらいたい、そういった望みを、医療従事者や介護者が受けとめられる、それだけの余裕を持てるのが理想ではないかと、個人的には考える。医療行為は完全に自己責任で行える性質のものではない。また日本はアメリカほど、医療現場に競争原理が持ち込まれてはいない。それでも病気の治療にコストがかかるという現実は同じで、保険でカバーする以上の治療を望むなら、それなりの準備がいるという認識は欠かせないと思う。

ショート・ショート『生活維持省』の世界で、人々は同省を平和のコストとして認めていた。これはあくまで小説の世界のことだが、何かを選び、その代償として、何かを切り捨てるという覚悟は、現在の私たちにも求められていることなのだろう。

渡会圭子

二〇〇二年五月

23 Weiner HL. Oral tolerance: immune mechanisms and treatment of autoimmune diseases. *Immunology Today* 1997;18(7):335–43.
24 Levy SB. Antimicrobial resistance: a global perspective. *Advances in Experimental Medicine and Biology* 1995;390:1–13.
25 Service RF. Antibiotics that resist resistance. *Science* 1995;270(5237): 724–27.
26 Onishi HR, Pelak BA, Gerckens LS, et al. Antibacterial agents that inhibit lipid A biosynthesis. *Science* 1996;274(5289):980–82.

Chapter 10

1 Calculations based on data from U.S. Bureau of the Census.
2 U.S. Bureau of the Census. Current population report, special studies: 65+ in the United States. Washington, D.C.: U.S. Government Printing Office, 1996; Social Security Administration, Office of the Actuary. Tables used in support of the 1995 *Trustees Report*, Alternative 2 Life Expectancy Series.
3 Finch CE, Pike MC. Maximum lifespan predictions from the Gompertz mortality model. *Journals of Gerontology, Series A, Biological and Medical Sciences* 1996;51(3):B183–94.
4 Pennisi E. Premature aging gene discovered. *Science* 1996;272(5259): 193–94.
5 Pennisi E. Worm genes imply a master clock. *Science* 1996; 272 (5264): 949–50.
6 Zakian VA. Telomeres: beginning to understand the end. *Science* 1995; 270(5242): 1601–7. Bodnar AG, Ouelette M, Frolkis M, et al. Extension of lifespan by introduction of telomerase into normal human cells. *Science* 1998; 279(5349): 349–52.
7 Vonnegut K. *Welcome to the monkey house*. New York: Delacorte, 1954.
8 "Overpopulation." *Encyclopedia of Science Fiction*. New York: St. Martin's, 1993, 901–2.
9 Farmer P. *Dayworld*. New York: Putnam, 1985.

giogenesis after arterial gene transfer of phVEGF165 in patient with ischemic limb. *Lancet* 1996;348(9024):370–74; Isner JM. The role of angiogenic cytokines in cardiovascular disease. *Clinical Immunology and Immunopathology* 1996;80(3 Pt 2):S82–91.

13 Takeshita S, Tsurumi T, et al. Gene transfer of naked DNA encoding for three isoforms of vascular endothelial growth factor stimulates collateral development in vivo. *Laboratory Investigation* 1996; 75(4):487–501.

14 Gene therapy gives blood a path around leg blockages, researchers say. *New York Times* 10 November 1997:A14.

15 The National Institute of Neurological Disorders and Stroke rt-PA Stroke Study Group. Tissue plasminogen activator for acute ischemic stroke. *New England Journal of Medicine* 1995;333(24):1581–87.

16 Barinaga M. Finding new drugs to treat stroke. *Science* 1996; 272(5262):664–66.

17 Castillo J, Davalos A, Noya M. Progression of ischaemic stroke and excitotoxic aminoacids. *Lancet* 1997;349(9045):79–83; Dorlando KJ, Sandage BW Jr. Citicoline (CDP-choline): mechanisms of action and effects in ischemic brain injury. *Neurological Research* 1995;17(4):281–84; Barinaga M. Finding new drugs to treat stroke. *Science* 1996;272(5262):664–66.

18 von-Herrath MG, Oldstone MB. Virus-induced autoimmune disease. *Current Opinion in Immunology* 1996;8(6):878–85; Solimena M, De Camilli P. Coxsackie viruses and diabetes. *Nature Medicine* 1995; 1(1):25–26.

19 Gottlieb AB. Immunopathogenesis of psoriasis: the road from bench to bedside is a 2-way street. *Archives of Dermatology* 1997;133(6):781–82.

20 Weiner HL, Friedman A, et al. Oral tolerance: immunologic mechanisms and treatment of animal and human organ-specific autoimmune diseases by oral administration of autoantigens. *Annual Review of Immunology* 1994;12:809–37.

21 Weiner HL, Mackin GA, et al. Double-blind pilot trial of oral tolerization with myelin antigens in multiple sclerosis. *Science* 1993;259 (5099):1321–24.

22 Trentham DE, Dynesius-Trentham RA, et al. Effects of oral administration of type II collagen on rheumatoid arthritis. *Science* 1993; 261(5129):1727–30.

say. *New York Times* 10 November 1997:A14; Roush W. Counterfeit chromosomes for humans. *Science* 1997;276(5309):38–39; Rosenfeld MA. Human artificial chromosomes get real. *Nature Genetics* 1997; 15(4):333–35.

3 Isis pharmaceuticals demonstrates efficacy in Crohn's disease with its antisense drug. *Genetic Engineering News* 1 March 1997;17(5):1, 34.

4 Marx J. Mutant enzyme provides new insights into the cause of ALS. *Science* 1996;271:446–47.

5 Davies SW, Turmaine M, Cozens BA, et al. Formation of neuronal intranuclear inclusions underlies the neurological dysfunction in mice transgenic for the HD mutation. *Cell* 1997;30(3):537–48.

6 Welsh MJ, Smith AE. Cystic fibrosis. *Scientific American* December 1995: 52–59.

7 Goldman MJ, Anderson GM, Stolzenberg ED, et al. Human B-defensin-1 is a salt-sensitive antibiotic in lung that is inactivated in cystic fibrosis. *Cell* 1997;88(4):553–60.

8 Meitinger T. Widening the view. *Nature Genetics* 1997;15(3):224–25; Vogel G. Glaucoma gene provides light at the end of the tunnel. *Science* 1997;275(5300):621.

9 Randall T. First gene therapy for inherited hypercholesterolemia a partial success. *Journal of the American Medical Association* 1993;269(7):837–38; Grossman M, Rader DJ, Muller DW, et al. A pilot study of ex vivo gene therapy for homozygous familial hypercholesterolaemia. *Nature Medicine* 1995;1(11):1148–54.

10 Soonpaa MH, Koh GY, et al. Formation of nascent intercalated disks between grafted fetal cardiomyocytes and host myocardium. *Science* 1994; 264(5155):98–101; Soonpaa MH, Daud AI, Koh GY, et al. Potential approaches for myocardial regeneration. *Annals of the New York Academy of Sciences* 1995;752:446–54.

11 Murry CE, Kay MA, Bartosek T, et al. Muscle differentiation during repair of myocardial necrosis in rats via gene transfer with MyoD. *Journal of Clinical Investigation* 1996;98(10):2209–17.

12 Isner JM, Walsh K, Symes J, et al. Arterial gene transfer for therapeutic angiogenesis in patients with peripheral artery disease. *Human Gene Therapy* 1996;7 (8):959–88; Isner JM, Pieczek A, et al. Clinical evidence of an-

140:1637–712. Bergthold LA, Sage WM. Medical necessity, experimental treatment and coverage determinations: lessons from national health reform. Washington, DC: National Institute for Health Care Management, 1994.
8 *Barnett v Kaiser Foundation Health Plan, Inc.* 1994 WL 400819 (9th Cir.(Cal.)).
9 Schwartz WB, Komesar NK. Doctors, damages, and deterrence: an economic view of medical malpractice. *New England Journal of Medicine* 1978; 298:1282–89.
10 Prosser WL. *Handbook of the Law of Torts.* 4th ed. St. Paul, Minnesota: West Publishing, 1971, 145.
11 *United States v Carroll Towing Co.* 159 Fed. Rptr. 2d 169 (1947).
12 Schwartz WB, Komesar NK. Doctors, damages and deterrence: an economic view of medical malpractice. *New England Journal of Medicine* 1978; 298:1283.
13 Patients, doctors, and lawyers: medical injury, malpractice litigation, and patient compensation in New York. *Harvard Medical Practice Study.* 1990.
14 Fox DM and Schaffer DC. Semi-preemption in ERISA: legislative process and health policy. *American Journal of Tax Policy* 1988;7(1):48–69; Conison J. ERISA and the language of preemption. *Washington University Law Quarterly* 1994;72(2):619–69; McDonough RS. ERISA preemption of state-mandated provider laws. *Duke Law Journal* 1985:1194–1216.
15 1995 *New York State Conference of Blue Cross Blue Shield Plans v Travelers Insurance Co.* 115 SAT 1671.
16 Mariner WK. Liability for managed care decisions: the Employee Retirement Income Security Act (ERISA) and the uneven playing field. *American Journal of Public Health* 1996;86(6):863–69.
17 Spurred by public's complaints, Congress offers managed-care cures. *Los Angeles Times* 22 October 1997:A6.

Chapter 9

1 Marshall E. Gene therapy's growing pains. *Science* 1995;269(5227): 1050–55; Marshall E. Less hype, more biology needed for gene therapy. *Science* 1995;270:1751.
2 Gene therapy gives blood a path around leg blockages, researchers

10 Schwartz KB. A patient's story. *Boston Globe Magazine* 7 November 1994: 1, 15, 17–20, 23–37.
11 Calculation based on Waldo DR. Health expenditures by age group, 1977 and 1987. *Health care financing review* (Summer 1989): 114.
12 Emmanuel EJ. Cost savings at the end of life: what do the data show? *Journal of the American Medical Association* 1996;275(24):1907–14.

Chapter 7

1 Schwartz WB. The inevitable failure of current cost-containment strategies: why they can provide only temporary relief. *Journal of the American Medical Association* 1987; 257(2):220–24; Aaron HJ. *Serious and unstable condition: financing America's health care.* Washington, D.C.: Brookings, 1991; Newhouse JP. An iconoclastic view of health cost containment. *Health Affairs Supplement* 1993;152–71.

Chapter 8

1 Mariner WK. Patients' rights after health care reform: who decides what is medically necessary? *American Journal of Public Health* 1994;84(9): 1515–20.
2 Hall MA and Anderson GF. Health insurers' assessment of medical necessity. *University of Pennsylvania Law Review* 1992;140:1637–712.
3 Anderson GF. The courts and health policy: strengths and limitations. *Health Affairs* 1992;11(4):95–110.
4 Hall MA and Anderson GF. Health insurers' assessment of medical necessity. *University of Pennsylvania Law Review* 1992;140:1637–712.
5 *Wickline v State of California*. 228 Ca. Rptr. 661.
6 Stone AA. Law's influence on medicine and medical ethics. *New England Journal of Medicine* 1985;312(5):309–12; Schuck PH. Malpractice liability and the rationing of care. *Texas Law Review* 1981;59:1421–27; Havighurst CC. Prospective self-denial: can consumers contract today to accept health care rationing tomorrow? *University of Pennsylvania Law Review* 1992;140 (5): 1755–808.
7 Anderson GF. The courts and health policy: strengths and limitations. *Health Affairs* 1992;11(4):95–110. Hall MA, Anderson GF. Health insurers' assessment of medical necessity. *University of Pennsylvania Law Review* 1992;

8 Woolhandler S, Himmelstein DU, Lewontin JP. Administrative costs in U.S. hospitals. *New England Journal of Medicine* 1993;329(6): 400–403.

9 Danzon PM. Hidden overhead costs: is Canada's system really less expensive? *Health Affairs* 1992; 11(1):21–43.

10 McKendry RJR, Wells GA, Dale P, et al. Factors influencing the emigration of physicians from Canada to the United States. *Canadian Medical Association Journal* 1996;154(2):171–81.

Chapter 6

1 Schwartz WB, Mendelson DN. Why managed care cannot contain hospital costs—without rationing. *Health Affairs* 1992;11(2):100–107.

2 Luft HS. *Health maintenance organizations: dimensions of performance.* New York: Wiley, 1981.

3 Luft HS. Trends in medical care costs. *Medical Care* 1980; 18:1–16; Newhouse JP, Schwartz WB, Williams AP, Witsberger C. Are fee-for-service costs increasing faster than HMO costs? *Medical Care* 1994;23:960–66.

4 Schwartz WB. A serious threat to HMO's health. *Wall Street Journal* July 7, 1988:22.

5 New York state faults Medicaid H.M.O.'s on care. *New York Times* 17 November 1995:A19.

6 Cost-cutting firms monitor couch time as therapists fret. *Wall Street Journal* 13 July 1995:A1, A9.

7 Kaiser/Harvard National Survey of Americans' Views on Managed Care. 1997. Full survey results and commentary available at the Kaiser Family Foundation Web site: www.kff.org.

8 Kassirer JP. Managing managed care's tarnished image. *New England Journal of Medicine* 1997;337(5):338–39.

9 Jollis JG, DeLong ER, Peterson ED, et al. Outcome of acute myocardial infarction according to the specialty of the admitting physician. *New England Journal of Medicine* 1996;335(25):1880–87; Selby JV, Fireman BH, Lundstrom RJ, et al. Variation among hospitals in coronary-angiography practices and outcomes after myocardinal infarction in a large health maintenance organization. *New England Journal of Medicine* 1996;335:1888–96.

9 Rubel EW, Stone JS. Stimulating hair cell regeneration: on a wing and a prayer. *Nature Medicine* 1996;2(10):1082–83.
10 Skin grown in the lab offers hope for burns and unhealable wounds. *New York Times* 28 June 1995:B6. Swedish team treats knee injuries with laboratory-grown cartilage cells. *Genetic Engineering News* 15 October 1994:3.
11 Langer R and Vacanti JP. Artificial organs. *Scientific American*. September 1995:130–33.
12 Preston J. Trenton votes to put strict limits on use of gene tests by insurers. *New York Times* 18 June 1996:A1, B6.
13 Preston J. Trenton votes to put strict limits on use of gene tests by insurers. *New York Times* 18 June 1996:A1, B6.
14 Wilmut I, Schnieke AE, McWhir J, Kind AJ, Campbell KH. Viable offspring derived from fetal and adult mammalian cells. *Nature* 1997; 385(6619):810–13.
15 With cloning success, ethics issues intensify. *Los Angeles Times* 24 February 1997: A1, A14.

Chapter 5

1 Aaron HJ and Schwartz WB. *The painful prescription: rationing hospital care.* Washington, D.C.: Brookings Institution, 1984.
2 Organization for Economic Cooperation and Development, Paris, France, cited in *Statistical abstract of the United States*, 1995: Table 1369.
3 Maynard A, Bloor K. Introducing a market to the United Kingdom's National Health Service. *New England Journal of Medicine* 1996:334(9): 604–7; Light D, May A. *Britain's health system: from welfare state to managed markets.* New York: Faulkner & Gray, 1993.
4 Aaron HJ, Schwartz WB. *The painful prescription: rationing hospital care.* Washington, D.C.: Brookings Institution, 1984, 102.
5 Aaron HJ, Schwartz WB. *The painful prescription: rationing hospital care.* Washington, D.C.: Brookings Institution, 1984, 102.
6 Dean M. British health rationing becomes explicit. *Lancet* 1995;346: 1415.
7 All quotations in this discussion taken from Rising costs threaten generous benefits in Europe. *New York Times* 6 August 1996: A1, A4.

7 A.M.A. and colleges assert there is a surfeit of doctors. *New York Times* 1 March 1997:7.

8 Physician Payment Review Commission. Annual report to Congress. Washington, D.C., 1995.

9 Congress urged to limit foreign medical residents in U.S. *Chronicle of Higher Education* 7 March 1997.

10 American Medical Association. *Physician characteristics and distribution in the U.S., 1995–96 Edition*. Chicago: AMA, 1996.

11 Schwartz WB, Mendelson DN. Physicians who have lost their malpractice insurance. *Journal of the American Medical Association* 1989;262(10): 1335–41.

12 A.M.A. and colleges assert there is a surfeit of doctors. *New York Times* 1 March 1997:7.

13 U.S. to pay hospitals to train fewer doctors to reduce glut. *New York Times* 25 August 1997:A12, A16.

Chapter 4

1 Raichle ME. Visualizing the mind. *Scientific American* 1994;270(4):58–63.

2 Satava RM. Emerging medical applications of virtual reality: a surgeon's perspective. *Artificial Intelligence in Medicine* 1996;6(4):281–88.

3 Schoenenberger AW, Bauerfeind P, Krestin GP, et al. Virtual colonoscopy with magnetic resonance imaging: in vitro evaluation of a new concept. *Gastroenterology* 1997;112(6):1863–70.

4 Satava RM. Virtual reality and telepresence for military medicine. *Computers in Biology and Medicine* 1995;25(2);229–36.

5 Schwartz WB, Patil RS, Szolovitz P. Artificial intelligence in medicine: where do we stand? *New England Journal of Medicine* 1987;316:685–88.

6 Baxt WG. Use of an artificial neural network for the diagnosis of myocardial infarction. *Annals of Internal Medicine* 1991;115(11):843–48.

7 Baxt WG, Skora J. Prospective validation of artificial neural network trained to identify acute myocardial infarction. *Lancet* 1996;347(8993): 12–15.

8 Pivotal trial of artificial skin advances tissue engineering industry. *Genetic Engineering News* 15 January 1996:25.

16 Prager LO. Questions raised about impact of guidelines in Maine project. *American Medical News* 1996;39(21):1, 3.
17 *Acute pain management: operative or medical procedures and trauma*. Rockville, Md.: Agency for Health Care Policy and Research, 1992.
18 Calculations based on data from American Hospital Association, *Hospital statistics 1995–96 Edition*. Chicago: AHA, 1995.
19 Calculations based on data from American Hospital Association, *Hospital statistics 1996–97 Edition*. Chicago: AHA, 1996.
20 Aaron HJ. *Serious and unstable condition: financing America's health care*. Washington, D.C.: Brookings Institution, 1991.
21 Analysts expect health premiums to rise sharply. *New York Times* 19 October 1997:1, 14.
22 Government worker premiums to rise 8.5%. *Hospitals and Health Networks* 1997; 71(20):83.
23 Schwartz WB, Mendelson DN. Eliminating waste and inefficiency can do little to contain costs. *Health Affairs* 1994;13(1):224–38.
24 Data from the Health Care Financing Administration are used throughout this discussion.

Chapter 3

1 Jensen GA, Morrisey MA, Gaffney S, Liston DK. The new dominance of managed care: insurance trends in the 1990s. *Health Affairs* 1997;16(1): 125–36.
2 Rosenthal E. Patients with rare illnesses fight new H.M.O.'s to get treatment. *New York Times* 15 July 1996:A1, B4.
3 Maker of cancer drugs to oversee prescriptions at 11 cancer clinics. *New York Times* 15 April 1997:A1, D4.
4 *National survey of employer-sponsored health plans/1995*. New York: Foster Higgins, 1995.
5 Association of American Medical Colleges. *Facts: applicants, matriculants and graduates, 1988–1994*. AAMC, 1994.
6 Mitka M. Market-driven match: most U.S. grads choose primary care. *American Medical News* 1996;39(14):1,7; Schroeder SA. The latest forecast: managed care collides with physician supply. *Journal of the American Medical Association* 1994;272(3):239–40.

Chapter 2

1 Schwartz WB, Mendelson DN. Hospital cost containment in the 1980s: hard lessons learned and prospects for the 1990s. *New England Journal of Medicine* 1991;324:1037–42.

2 Calculations based on data from American Hospital Association, *Hospital Statistics 1995–96 Edition* (Chicago: AHA, 1995); see also Schwartz WB, Mendelson DN. Hospital cost containment in the 1980s: hard lessons learned and prospects for the 1990s. *New England Journal of Medicine* 1991; 324:1037–42.

3 *Managed health care: effect on employers' costs difficult to measure.* Washington, D.C.: United States General Accounting Office, 1993.

4 *Managed health care: effect on employers' costs difficult to measure.* Washington, D.C.: United States General Accounting Office, 1993.

5 Levit KR, Sensenig AL, Cowan CA et al. National health expenditures, 1993. *Health Care Financing Review* 1994;16(1):247–94.

6 Schwartz WB, Mendelson DN. Eliminating waste and inefficiency can do little to contain costs. *Health Affairs* 1994;13(1):224–38.

7 American Hospital Association, *Hospital statistics 1995–96 Edition.* Chicago: AHA, 1995.

8 Calculation based on American Hospital Association, *Hospital statistics 1995–96 Edition.* Chicago: AHA, 1995.

9 Schwartz WB, Mendelson DN. Eliminating waste and inefficiency can do little to contain costs. *Health Affairs* 1994;13(1):224–38.

10 American Hospital Association, *Hospital statistics 1995–96 Edition.* Chicago: AHA, 1995.

11 Audit of Medicare finds $23 billion in overpayments. *New York Times* 17 July 1997:A1.

12 U.S. contends billing fraud at Columbia was "systemic." *New York Times* 7 October 1997:C1, C4.

13 Sparrow MK. *Health care fraud control: the state of the art.* Cambridge: Harvard, 1995.

14 Aaron HJ, Schwartz WB. An ounce of prevention as costly as the cure. *Washington Post* 16 November 1995:A23.

15 Aaron HJ, Schwartz WB. An ounce of prevention as costly as the cure. *Washington Post* 16 November 1995:A23.

6 Rettig RA. The policy debate on patient care financing for victims of end stage renal disease. *Law and Contemporary Problems* 1976; 40(4):196–230.
7 *United States renal data system 1996 annual report*. Bethesda: National Institutes of Health, 1996.
8 U.S. Department of Health, Education, and Welfare. *Health United States 1976–1977*. Hyattsville, MD.: DHEW, 1977; Tunis SR, Gelband H. Health care technology in the United States. *Health Policy* 1994;30:335–96.
9 Levit KR, Sensenig AL, Cowan CA, et al. National health expenditures, 1993. *Health care financing review* 1994;16(1):247–94.
10 Pierce EC. Anesthesiologists have led the way toward reform. *Washington Post* 19 November 1996; Health Section: 13, 15.
11 Calculation of health care inflation rate based on data from the Health Care Financing Administration, Office of the Actuary and from GDP implicit price deflator data from the Department of Commerce, Bureau of Economic Analysis. See also Newhouse JP, An iconoclastic view of health cost containment. *Health Affairs Supplement* 1993:152–71, and Schwartz WB, The inevitable failure of current cost-containment strategies: why they can provide only temporary relief. *Journal of the American Medical Association* 1987; 257(2):220–24.
12 Levit KR, Sensenig AL, Cowan CA, et al. National health expenditures, 1993. *Health Care Financing Review* 1994;16(1):247–94; and Health Care Financing Administration, Office of the Actuary: Data from the Office of National Health Statistics, 1997.
13 On foreign health spending, see Organization for Economic Cooperation and Development as cited in *Statistical abstract of the United States 1995*, Table 1369. On U.S. infant mortality, see U.S. Bureau of the Census, unpublished data as cited in the *Statistical abstract of the United States 1995*, Table 1363.
14 U.S. Bureau of the Census, unpublished data as cited in the *Statistical abstract of the United States 1995*, Table 1363.
15 U.S. Bureau of the Census. *Current population reports*, series P-60, no. 150 (1987) and earlier reports.

文献と原注

PROLOGUE

1 Quoted in Rolleston HD. *Some medical aspects of old age*. London: Macmillan, 1922, 7.

2 Quoted in Dubos R. *The dreams of reason: Science and utopias*. New York: Columbia University Press, 1961, 64–56.

3 Americans share Nobel for cell signal finding. *New York Times* 11 October 1994:B5, B6.

Chapter 1

1 Drew EB. The health syndicate. *Atlantic Monthly* 1967;220(6):75–82.

2 Strickland SP. *Politics, science, and dread disease*. Cambridge, Mass.: Harvard University Press, 1972; National Institutes of Health Web page: www.nih.gov/news/budget.

3 Calculation based on data from the Health Care Financing Administration, Office of the Actuary, and on U.S. Bureau of Economic Analysis. *National income and product accounts of the United States: Volume 1, 1929–58*.

4 Rettig RA, Marks E. *The federal government and social planning for end-stage renal disease: past, present, and future*. Santa Monica, Calif.: Rand, 1983.

5 Rettig RA. *Origins of the medicare kidney disease entitlement: the social security amendments of 1972*. Washington, D.C.: National Academy of Sciences, Institute of Medicine, 1990.

著者紹介

ウィリアム・B・シュワルツ（William B Schwartz）
南カリフォルニア大学医学部教授。太平洋医療政策・倫理センター（Pacific Center for Health Policy and Ethics）会員。前タフツ大学医学部長、アメリカ腎臓病協会会長、ランド・コーポレーションの医療科学プログラム首席顧問。共著に『痛みをともなう処方：病院での治療の制限（The Painful Prescription : Rationing Hospital Care）』（1984年）がある。

訳者紹介

渡会圭子（わたらい・けいこ）
東京都出身。上智大学文学部卒業。主な訳書に『複製されるヒト』（共訳・翔泳社）、『クローン　是か非か』（共訳・産業図書）、『やがて中国の崩壊がはじまる』（共訳・草思社）、『「お金の達人」7つの教え』（徳間書店）、『「顧客力」が世界を制す――この100社が業界をリードしているわけ』（早川書房）などがある。

書　名　　病気《びようき》のない世界《せかい》
　　　　　－医療《いりよう》は人類《じんるい》を救《すく》えるか－
著　者　　W・B・シュワルツ
訳　者　　渡会圭子
印刷日　　2002年6月10日
発行日　　2002年6月30日
制　作　　グループ&プロダクツ
印刷所　　明和印刷株式会社
製本所　　明和印刷株式会社
発行所　　株式会社 学 樹 書 院
所在地　　〒164-0014　東京都中野区南台4丁目60番1号
　　　　　TEL 03-5385-5065　FAX 03-5385-4186
　　　　　http://www.gakuju.com

ISBN 4-906502-24-5 C0047

発売中

「がん治療」の方法と利権をめぐる実態を詳細にレポートし、各界に大きな衝撃を与えた気鋭の医学ジャーナリストによる渾身のドキュメント。

がん産業［1］がん治療をめぐる政治的力関係の構図（全2巻）

ラルフ・W・モス／蔵本喜久・桜井民子訳

1985年の夏、テキサス州ヒューストンのある診療所に、突然武装した連邦警察官と食品医薬品局（FDA）の執行官の一団がなだれこんだ。待合室の患者たちの目前で、彼らは捜査令状を振りかざしながら、診療所内のカルテ保存用の書類キャビネットをトラックに積み込み、20万枚のカルテをはじめとする資料、患者の治療成績、会計記録、保険の請求書などを押収した。

まるで映画の場面を彷彿させる強制捜査の標的とされたのは、患者から絶大な信頼を寄せられていた天才医師、ブルジンスキー博士である。強制捜査の表向きの理由は、この医師が開発した独特の薬剤がテキサス州以外にも出回っているらしいという噂の真偽を確認するためであった。これ以後、この医師の名は米国がん協会のブラックリストに載せられ、博士とキャンサー・エスタブリッシュメント（がん医療全体を支配するパワーエリート層）との壮絶な闘いがはじまる……。

本書第1巻では、アメリカにおける「がん戦争」を支配する今日の正統派の治療の実態、その政治的力関係の現状を大胆に暴露、第2巻では、ブルジンスキー博士の苦闘をはじめ、抑圧される治療者たちの論理、巧妙に妨害される予防政策、科学界を席巻するエスタブリッシュメントの暗躍など、衝撃的な事実が明らかにされる。ピューリッツアー賞にノミネートされた渾身のドキュメント。**図書館協会選定図書**。

著者紹介

ラルフ・W・モス　(Ralph W Moss, PhD, 1945-)　元メモリアル・スローン・ケタリング・がんセンター副部長。現在、科学ジャーナリストとして活躍する傍ら、米国国立保健研究所代替医学部顧問を務める。著書に『フリーラジカル』（邦訳『朝からキャビアを』―科学者セント・ジェルジの冒険』岩波書店）『がん治療』『化学療法』などがある。

訳者紹介

蔵本喜久＝1974年東京大学大学院経済学研究科博士課程修了。現在、東京薬科大学薬学部助教授。桜井民子＝1964年東北大学薬学部卒業。薬学博士。

四六並製 1995／ISBN4-906502-02-4（定価 2900円＋税）

発売中

「がん治療」の方法と利権をめぐる実態を詳細にレポートし、各界に大きな衝撃を与えた気鋭の医学ジャーナリストによる渾身のドキュメント。

がん産業［2］予防の妨害と科学の抑圧（全2巻）

ラルフ・W・モス／蔵本喜久・桜井民子訳

本書に寄せられた書評の一部（1，2巻 共通）

◆癌治療は患者を治し癒すためにある。それはあまりにも当然のことだから患者は疑いもしない。しかしそれならばなぜ、抗癌剤で治らないことがわかっている患者に抗癌剤が使われるのか、なぜ医師は、患者に無断で、死の危険がある新抗癌剤の第I相毒性試験を行ってしまうのか……本書は医療関係者にとって、語ることが一種のタブーになっているそれらの疑問について正面から取り組んだ本である。**（近藤誠氏「医学のあゆみ」）**

◆二巻の本は、とてつもないことを告発している。がんという病気を追究、治療するのではなく、研究を脇道にそらせ、ますます不治のものとして定着させようとする米国の巨大組織の動きを具体的にリポートするのだ。**（RONZA誌）**

◆本書は、巨大な産業になっているアメリカのガン関連研究・製薬・病院複合体を、詳細に分析したもので、産業論として読んでも興味深いし、世界の最先端を行くアメリカ医学の陰の部分を示す、内幕ものとしても面白い。**（日野秀逸氏「週刊エコノミスト」）**

◆全編にわたり研究論文の紹介と研究者へのインタビュー記事からなっているために、主題が厳しいにもかかわらず、読者は中立的な余裕をもって読むことができる。……専門家にとって気がかりな状況を教えてくれる情報源として、得がたい価値をもっている。**（名和小太郎氏「週刊東洋経済」）**

◆直接がんの治療や研究に従事されている方々のみならず、医学、薬学、その他の分野において基礎科学研究に携わる研究者ならびに学生の方々が、科学に対する世の中の仕組みを知り、薬の評価といったことに対する正しい理解をもつためにも本書を一読されることをお薦めする。**（橋本嘉幸氏「蛋白質、核酸、酵素」）**

◆迫力に満ちた名著であり、蔵本喜久・桜井民子両氏の訳文は簡潔明快で読みやすい。訳者あとがきも懇切で、最新の状況が補足されている。がん克服に関心をもつすべての人々の必読書として、こころから推薦したい。**（儀我壮一郎氏「月刊保団連」）**

四六並製 1995／ISBN4-906502-03-2（定価2900円＋税）

霜山徳爾著作集（全7巻）

類まれな感性と炯眼により、わが国の学問と芸術の世界に新鮮な息吹をそそぎ続けた心理学者の思索を辿る画期的著作集。未発表論文、小品、講義録などを含め、精神、実存、信仰、眼差しをめぐる霜山の発言の全貌を鳥瞰する。 ◉各Ａ５上製カバー装/平均約300頁。

第1巻 明日が信じられない 〈解説〉妙木浩之

明日が信じられない／人間とその陰／都市化と人間／極限状況における孤独／人間学的心理療法における日本的特性／モイラについて
・定価3400円＋税 ISBN4-906502-15-6 月報＝武田秀一

第2巻 天才と狂気 人間の限界 〈解説〉加賀乙彦

私のモーツアルト／デュパルクの病跡／スメタナの病誌／デューラーの「メランコリア」／ウィルヘルム・レームブルックの病跡／「大いなる正午」体験（ニーチェ）／人間の限界 他
・定価3800円＋税 ISBN4-906502-16-4 月報＝徳田良人・秀子

第3巻 現存在分析と現象学 〈解説〉加藤敏

信仰と妄想／実存分析／現存在分析／ハビトゥスの問題／体験された時間／ミンコフスキーへのオマージュ／人格への実存的接近 他
・定価3800円＋税 ISBN4-906502-17-2 月報＝黒川由紀子

第4巻 心理療法と精神病理 〈解説〉山崎久美子・妙木浩之

不安／衝動の病理／ロジャーズと人間学派／人格への実存的接近／死に臨む人々／幻覚と知覚／痛みになやむ人間／性的異常の人間学的考察 他
・定価3800円＋税 ISBN4-906502-18-0 月報＝平山正実

第5巻 仮象の世界 〈解説〉山中康裕

仮象の世界／不在者の浮上－イメージ心理学の基盤／詩と人間－連句療法の基礎／此岸性のはたて－精神病理学から
・定価3600円＋税 ISBN4-906502-19-9 月報＝中井久夫

第6巻 多愁多恨亦悠悠 〈解説〉上野千鶴子

多愁多恨亦悠悠－心理療法の問題集
／素足の心理療法
・定価4000円＋税 ISBN4-906502-20-2 月報＝門脇佳吉

第7巻 時のしるし 〈解説〉横山恭子

歌集「通奏低音」／飢えと「うた」／哀しい日々の記憶一特攻作戦について／地下足袋と洋服／大学の畸人／山本七平氏のこと／「児童研究」より 他
・定価4000円＋税 ISBN4-906502-21-2 月報＝平尾真理